APERÇU MÉDICAL

DES

HOPITAUX DE LONDRES

OÙ SONT TRAITÉES

LES MALADIES VÉNÉRIENNES

ET LES MALADIES DE LA PEAU,

ACCOMPAGNÉ

D'une Revue analytique des principaux travaux des Anglais sur ces maladies, de quelques considérations sur l'état actuel de nos connaissances à leur égard et sur leur classification.

PAR P. BAUMÈS.

CHIRURGIEN EN CHEF DE L'HÔPITAL DE L'ANTIQUAILLE A LYON.

PARIS.

BAILLIERE. — CROCHARD,

RUE DE L'ÉCOLE-DE-MÉDECINE.

1835

APERÇU MÉDICAL

DES

HOPITAUX DE LONDRES

OÙ SONT TRAITÉES

LES MALADIES VÉNÉRIENNES

ET LES MALADIES DE LA PEAU,

ACCOMPAGNÉ

D'une Revue analytique des principaux travaux des Anglais sur ces maladies, de quelques considérations sur l'état actuel de nos connaissances à leur égard et sur leur classification.

PAR P. BAUMÈS,

CHIRURGIEN EN CHEF DE L'HÔPITAL DE L'ANTIQUAILLE À LYON.

PARIS.

BAILLIERE. — CROCHARD,

RUE DE L'ÉCOLE-DE-MÉDECINE.

1835

CHAPITRE PREMIER.

Maladies cutanées.

Il est intéressant de suivre la marche des médecins dans l'étude des maladies cutanées. A une époque où l'on semblait porté à regarder tout symptôme, comme un trait appartenant à un mouvement de l'ensemble de l'économie, comme une manifestation d'un état intérieur, un acte d'un principe de vie, on n'avait qu'un petit nombre de mots dont aujourd'hui nous ne saisissons pas bien le sens, pour distinguer le petit nombre d'affections cutanées, qui fixaient plus particulièrement l'attention. Quant à celles de ces affections qui ne paraissaient pas se rattacher au même principe, elles offraient peu d'importance aux médecins trop simples, trop près de la naissance de l'art pour être entraînés par le désir de classer des formes, d'ailleurs peu nombreuses encore. C'est là le caractère de la dermatologie du temps d'Hippocrate. Plus tard, les effets de la marche des temps amènent, et l'observation plus attentive découvre d'autres maladies de la peau. Les théories médicales naissent, s'emparent de tous ces phénomènes morbides, les rangent de force sous leurs principes, pendant que des observateurs dirigés par d'autres vues, donnent des noms ou réunissent les noms déjà donnés à ces mêmes phénomènes, les classent, les définissent, et enrégistrent tous les remèdes connus. C'est là la tâche que nous voyons entreprendre et remplir en partie par Galien, Celse et quelques autres. Plus tard encore le côté le plus rationnel de la dermatologie commence à disparaître, et nous voyons au contraire grossir à vue d'œil le côté empirique, polypharmaque, le catalogue des remèdes plus ou moins vantés. Çà et là paraissent quelques hommes dont l'esprit plus positif et plus juste sait se soustraire à l'engouement ignare de son siècle, et sait joindre à la simplicité des vues thérapeutiques, une précision de détails et une fidélité de peinture qu'on a quelquefois imitées, mais jamais surpassées, dans les temps modernes. Arétée est à la tête de cette école, et, il faut le dire, la constitue presque à lui seul. Mais bientôt l'esprit de routine et de polypharmacie se renouvelle ou plutôt s'accroît; la vraie signification des termes anciennement créés disparaît dans la confusion des nouvelles définitions, ou à côté de nouveaux termes, sans signification bien déterminée, que l'on imagine, et la dermatologie n'est plus chez les Arabes qu'une science ténébreuse du sein de laquelle il a été impossible aux esprits modernes les plus pénétrans et les plus tenaces de faire jaillir quelques rayons lumineux.

A l'époque où les médecins en Europe se trouvent de nouveau dirigés vers cette branche de la pathologie, quelques hommes laborieux font des efforts pour ramasser et constituer dans un ensemble raisonnable tous les débris incohérens et infiniment nombreux, qui semblent, dans leur transmission depuis Hippocrate, s'être enveloppés, dans chaque siècle nouveau, d'une nouvelle couche de nuages. Mais aucun ne remplit le but d'une manière plus exacte, plus médicale et plus philosophique que notre célèbre Lorry. J'ai déjà, dans une petite brochure, cherché à caractériser son excellent ouvrage, et à déterminer le rôle qu'il joue, relativement à tout ce qui avait été fait avant, comme le rang qu'il doit occuper, relativement à tout ce qui a été fait après lui. Cependant les travaux d'un célèbre naturaliste, de Linnée, avaient donné l'idée à quelques hommes, d'ailleurs remarquables par leurs connaissances, de classer les maladies de la peau d'après l'examen de leurs formes extérieures, en rapportant toutes les variétés de celles-ci, à quelques chefs principaux, qu'ils croyaient puiser dans la considération des fonctions ou de la structure du tissu cutané, sans s'inquiéter d'ailleurs de l'idée de la cause ou de l'état intérieur dont ces maladies n'étaient que le symptôme ou l'image; de même, par exemple, que Linnée avait classé tous les végétaux, en considérant seulement la fonction de la génération, et la forme, l'aspect, l'arrangement de toutes les parties, plus ou moins relatives à cette fonction. L'allemand Plenk fut celui qui, sous ce rapport, publia le premier ouvrage remarquable. Depuis cette époque, il s'est trouvé des pathologistes qui voulant, à ce qu'ils disent, pour perfectionner la science médicale, suivre une marche analogue à celle qui a fait faire tant de progrès à l'histoire naturelle, ont appliqué l'idée des familles à la classification des maladies cutanées. De cette manière, la question est devenue réellement plus compliquée et plus obscure, et il sera aisé de démontrer que les prétentions des uns et des autres sont loin d'être bien fondées.

Peu de temps après la classification de Plenk, il arriva que, pendant que plusieurs médecins frappés de la futilité, du peu de solidité des bases de cette espèce, s'occupaient avec ardeur de rattacher cette classification à des considérations purement médicales; il arriva, dis-je, qu'un médecin anglais, Willan, s'emparant de l'idée-mère de Plenk, qu'il a tronquée, en croyant la perfectionner, mit au jour une classification qui, exposée et développée par son élève Bateman, a eu une singulière et brillante destinée. En effet, pendant qu'elle commençait à usurper en Angleterre la souveraineté dont elle y jouit encore, elle a été transportée en France, où adoptée, interprétée, développée, elle a reçu comme les honneurs de la naturalisation. De là ensuite, ainsi ornée et agrandie, elle est repassée, par la traduction des ouvrages de MM. Rayer et Biett, chez les Anglais, tout fiers d'avoir planté leur drapeau dans ce célèbre hospice même, où cependant, depuis assez long-temps, un auteur de beaucoup d'esprit goûtait en paix la douceur d'un triomphe fondé, il faut le dire, à sa louange, sur une classification qui lui était propre, dont il n'avait emprunté l'idée à personne. Ainsi donc, malgré les sages avis et les argumens très justes de quelques médecins français, allemands et même anglais, il est arrivé que la classification de Willan a été presque généralement regardée comme le dernier mot de la dermatologie; que la plupart des médecins, dans les hôpitaux de Londres, regardant en pitié l'ouvrage de M. Alibert, font à peine mention de celui de Lorry, et qu'ils n'accordent même quelque mérite à MM. Rayer, Biett, etc, que parce que ceux-ci ont bien voulu se faire les amplificateurs des idées de leur compatriote.

Aujourd'hui que les progrès des sciences et de l'esprit d'analyse nous ont rendus un peu plus exigeans, relativement aux promesses annoncées dans leurs livres, par ceux qui prétendent avoir fait faire un grand pas à une partie quelconque de l'art médical, il faut savoir positivement à quoi nous en tenir sur les classifications en médecine, où sont principalement considérées les formes extérieures et toutes les variétés de ces formes. Comme c'est surtout chez les médecins anglais que l'idée de ce genre de classifications pour les maladies qui nous occupent, a été généralement le plus caressée, développée; qu'il s'y est en même temps trouvé un petit nombre d'adversaires dont les écrits, sans offrir sans doute eux-mêmes une classification passable, se sont cependant fortement élevés contre ces principes dépourvus de justesse et d'un appui vraiment médical; c'est par un examen rapide, sans rien omettre d'essentiel, des idées de ces divers auteurs anglais, comme classificateurs, médecins et praticiens, que nous parviendrons à jeter un véritable jour sur la question. Cet examen soulèvera nécessairement sur son chemin les questions les plus importantes. Il nous permettra de mieux apprécier ce qui se fait maintenant dans les hôpitaux de Londres, et nous n'aurons plus à la fin qu'à résumer en quelque sorte pour savoir : 1° ce que nous possédons de positif sur cette branche de la pathologie, et de quelle manière celle-ci a été servie par les classifications minutieuses des formes des éruptions; 2° si, dans l'etat de nos connaissances, une classification quelconque est possible ou utile; et, dans tous les cas, quelles sont les seules vues rationnelles qui doivent actuellement diriger, dans l'établissement de cette classification.

Comme il n'y a rien à prendre de vraiment utile dans l'échafaudage sur les maladies de la peau dressé par Turner [1], je commencerai par Willan et Bateman. Ces deux auteurs n'en faisant réellement qu'un, parce que le dernier n'est que l'interprète et le publicateur des idées de son maître Willan; j'emploierai indifféremment le nom de l'un ou de l'autre. Je prends la dernière édition de Bateman, dont l'éditeur est M. Thomson, professeur de matière médicale et de pharmacie à l'Université de Londres [2].

[1] Treatise un the diseases of the skin.

[2] A practical synopsis of cutancous diseases, according to the arrangement of D. Willan, by Thomas Bateman, septième édition, 1829.

Bateman, après quelques considérations générales sur les classifications et sur la nécessité de bien distinguer en matière semblable, s'exprime ainsi (page 12) : « Jusqu'à présent on a confondu » tous les termes, ce qui a conduit à de graves er- » reurs dans la pratique médicale ; pour en donner » un exemple, il n'y a qu'à citer l'application qu'on » a faite des remèdes dirigés contre les pétéchies » et le scorbut, aux maladies cutanées squam- » meuses, pustuleuses, etc. ; par cela seul qu'on a » donné à ces dernières le nom de scorbutiques. » Voilà un passage qui, dès le début, prouve précisément le contraire de ce que cherche à démontrer Bateman. Il prouve en effet que c'est la seule considération de la cause, de l'état constitutionnel et non la considération insignifiante de la forme extérieure qui peut faire tout le mal ou tout le bien en pathologie cutanée ; car, si au lieu d'appeler mal à propos ces affections *scorbutiques*, ce qui réveille cette idée de cause, de l'état de la constitution, on n'eût appelé l'attention que sur une différence relative aux circonstances de consistance, de couleur, de grandeur, d'épaisseur des squammes ou des pustules, etc., l'erreur, s'il en existait une, n'aurait pas eu de suite ; mais parce que l'épithète qu'on a employée, *scorbutique*, réveille une idée d'une bien autre importance, l'erreur a pu avoir des suites graves. C'est à côté de la différence fondamentale, exprimée par ce mot, dans la nature de la maladie, que l'on a placé la différence essentielle aussi dans la nature du remède appliqué, ce qu'on n'aurait certainement pas fait ou cru devoir faire, à côté d'une simple différence de la forme ou de l'aspect; donc l'idée de forme n'a de valeur en pathologie cutanée que par son rapport avec l'idée essentielle, capitale, de cause interne ou externe, d'état vital, fonctionnel de l'ensemble de l'économie, d'un organe important quelconque, ou de la partie même dans laquelle siége l'affection cutanée.

Bateman reproche ensuite à Mercuriali, à Hafenreffer, Bonacursius et Turner, d'avoir adopté toute la confusion des termes des anciens; mais il se trompe complètement, relativement à Lorry, dont il n'a su nullement apprécier les travaux, en supposant qu'il les ait lus bien attentivement; il est évident qu'en émettant si rapidement et si légèrement son opinion relativement à cet excellent auteur, il était entièrement préoccupé par son idée qu'il n'y a à considérer, dans ces affections, que la variété et l'aspect des formes, pour les classer convenablement et rendre un vrai service à la pathologie. Il faut dire cependant qu'en parlant de Lorry, il écrit ces mots : « in his able and elegant work » (dans son savant et élégant ouvrage); il est fâcheux seulement qu'il n'en ait su tirer aucun parti. Bateman entre ensuite plus particulièrement en matière, relativement aux classifications, donne celle de Plenk où Willan a puisé l'idée-mère de la sienne, et place bien bas la première, publiée par M. Alibert, qu'il désigne ainsi : « Une sorte d'ar-
» rangement a été proposé dans le splendide et
» pompeux ouvrage de M. Alibert, lequel est ce-

» pendant entièrement dépourvu de méthode. » Il s'agit de savoir maintenant si cette classification de Plenk que Willan s'est appropriée, a été réellement perfectionnée par lui, comme il le prétend, ou si plutôt il ne l'a pas tronquée et détériorée, en ne satisfaisant pas à toutes les conditions qu'exige l'esprit d'une classification de cette espèce, uniquement fondée sur l'apparence et l'aspect des formes extérieures.

D'abord, il est évident que si nous voulons embrasser, dans un certain nombre de classes, toutes les altérations, tous les états anormaux que la peau peut présenter, il faut pour que ce tableau soit complet, qu'une forme, un aspect morbide quelconque étant donné, il soit possible de le faire rentrer dans une des classes établies. Or, quels sont les caractères fondamentaux de toutes ces formes ou de tous ces aspects?

1° Altération de couleur, et c'est là la classe des *maculæ* de Plenk.

2° Élévations au-dessus du niveau de la peau, et d'abord élévations non pleines ou solides, formées d'une poche renfermant des liquides, la poche pouvant être plus ou moins grande, et le liquide plus ou moins épais; c'est ce qu'on peut appeler *vésicules*, et ce sont là les trois classes, *vésicules*, *pustules* et *bulles* de Plenk, qui, en bonne logique de classification, ne doivent former qu'une seule classe, laissant les autres particularités dont je viens de parler pour les espèces, les variétés, etc.

3° Élévations pleines, solides, plus ou moins

volumineuses, fournissant ou ne fournissant pas, par leur sommet, un liquide, des croûtes, des écailles, se résolvant ou ne se résolvant pas, et ce sont là les trois classes *papulæ*, *callositates*, *excrescentiæ*; la première *papulæ* renfermant, non sans raison, d'après Plenk, les tubercules.

4° Il peut s'offrir, et il s'offre très fréquemment, ce que tout le monde connaît sous le nom de *croûtes*, et certainement Plenk a eu raison de consacrer une classe aux croûtes (crustæ), comme M. Alibert a eu raison d'établir sa dartre crustacée. Mais ici il y a eu grande discussion, parmi les dermatalogues, pour savoir si les croûtes méritaient ou non qu'on les prît en considération, afin d'en constituer une classe à part; et, ce qu'il y a de singulier, c'est de voir ceux qui se sont décidés pour la négative, comme Willan, Bateman, Rayer, Biett, etc., être précisément les partisans les plus chauds, dans beaucoup de cas, d'un examen scrupuleux de ces mêmes croûtes, à l'aide desquelles seulement ils peuvent, dans ces cas, rapporter exactement à leurs divisions l'éruption cutanée qu'ils ont sous les yeux. C'est ce que j'ai démontré dans la même brochure dont je viens de parler. Il est évident que ces derniers dermatologues se trompent, et qu'en prétendant imiter l'art de classer des naturalistes, ils le méconnaissent au contraire dans cette circonstance. En effet, il est des éruptions cutanées paraissant à peine qu'elles offrent déjà des croûtes, ne semblant nées que pour produire ces croûtes, gardant cet aspect crustacé tout le temps qu'elles existent, offrant le même aspect crustacé jusqu'au dernier moment où elles disparaissent, soit que leur origine ait été une pustule, ou une vésicule, ou une bulle, ou une excoriation, etc. ; leur véritable état caractéristique, le trait le plus frappant et le plus constant de leur vie, leur état adulte, si je puis parler ainsi, est l'état crustacé, et si vous ne voulez classer cet état actuel qu'en appelant l'œil et l'esprit sur l'état antécédent, sur l'origine vésicule, pustule, bulle, etc., votre dénomination ne rend pas votre objet, vous tombez dans des discussions qui ne finissent pas sur cette origine, et, à la fin, vous êtes encore obligé, malgré vous, d'en revenir comme à un point capital, comme à une base, à ce même élément que vous répudiiez tout-à-l'heure : Et pourquoi le répudiez-vous? Parce que, dites-vous, on fait deux classes de deux degrés différens d'une même affection; mais vous oubliez que vous avez fait vous-mêmes des classes différentes de la *rougeur* et des *écailles*, qui ne sont souvent aussi que des degrés différens de la même maladie cutanée. Je dirai, moi, que puisque une affection peut commencer par une vésicule, une pustule, etc., ne durer que très peu de temps à cet état, et durer ensuite vingt ans à l'état de croûte; puisque cette affection offre, pendant la plus grande partie de la durée de son existence, une physionomie tellement caractérisée que personne ne pourra s'y tromper, je dirai que M. Alibert a très bien fait de créer sa dartre crustacée, et surtout d'en faire une assez fidèle peinture ; que Plenk avait agi sagement en créant une classe de *croûtes*, et qu'en retranchant cette classe, au lieu d'améliorer sa classification, vous n'avez fait que la rendre moins rigoureuse et plus incomplète. Remarquez que je raisonne toujours ici dans le sens de votre hypothèse, c'est-à-dire dans le sens qu'il faut classer les formes extérieures, sans avoir en général recours à la considération de cause ou d'état de la constitution. Je ne rappellerai pas d'ailleurs ce que vous avez déjà observé vous-mêmes, que toute prétention sur les rapports constans et nécessaires existant entre telle forme d'altération et telle maladie d'un des tissus élémentaires de la peau, est dépourvue de fondement; et, qu'en conséquence, vous ne pouvez vous réfugier sous l'abri de cette proposition, très belle sans doute, si elle était vraie, pour justifier toutes les divisions qu'il vous a plu d'imaginer. Je reviens maintenant à Plenk et aux aspects que peut présenter la peau.

5° La peau peut présenter une sorte d'altération de l'épiderme, qui est différente des croûtes, dont il est facile de la distinguer : cette altération peut avoir été précédée d'une rougeur, d'une inflammation du tissu sous-épidermoïde, ou d'une couche de la peau plus profondément placée, d'une éruption papuleuse, tuberculeuse, etc. Quoique ayant ainsi plusieurs origines, quoique n'étant par conséquent aussi qu'un degré différent de la même affection et de plusieurs affections dissemblables, cette altération bien caractérisée, dont Plenk a fait sa classe des écailles (squammæ), a été conservée par Willan, qui cependant pouvait en faire l'objet des mêmes critiques que les croûtes, et la rejeter par les mêmes raisons.

6° La peau peut offrir des solutions de continuité, et ce sont là les deux classes *ulcera* et *vulnera* de Plenck.

7° Il est évident que des parties comme les ongles, les cheveux, qui entrent dans toute conformation régulière des tégumens, et qui diffèrent cependant beaucoup par leur aspect, leur texture, leurs propriétés, de ce que nous appelons proprement la peau; il est évident, dis-je, que ces parties peuvent être altérées de diverses manières, comme l'expérience le prouve, sans que la peau participe en aucune manière à cette altération. Or, aucune de ces altérations ne pourrait rentrer sous un des chefs précédens. Donc Plenk a eu raison d'établir une classe pour les altérations des cheveux (morbi capillorum), et une classe pour les maladies des ongles (morbi unguium); il a été imité en cela par M. Alibert en partie, et plus tard par M. Rayer.

8° Plenk a eu certainement tort de créer une dernière classe, relative aux divers insectes que présente la peau dans l'état morbide. Mais on voit qu'il cherchait toujours à obéir à la pensée fondamentale de sa classification, à l'esprit d'une méthode avec laquelle il croyait marcher sur la trace des classificateurs naturalistes. C'est en cela seulement qu'il est allé trop loin dans la solution du problème qu'il s'était proposé, savoir : trouver un cadre dans les divisions duquel il soit possible de faire entrer tous les aspects morbides ou anormaux que la peau peut présenter.

Il est clair cependant que c'est là le problème qu'il faut résoudre, quand on n'est guidé que par l'idée de la classification des formes extérieures, et, sous ce rapport, la classification de Willan, qui était guidé par la même idée, est loin d'être aussi complète que celle de Plenk.

Il faut convenir aussi que la première classification de M. Alibert, outre qu'elle n'a été copiée de personne, qu'elle a le mérite de l'originalité, représente certainement, d'une manière beaucoup plus frappante et plus vraie, le tableau des diverses affections cutanées, que celle de Willan et Bateman. Elle a de plus, sur cette dernière, l'immense avantage d'offrir un bon côté médical. Au reste, comme il arrive, lorsque l'on part d'un faux principe, qu'en cherchant à le développer, une logique malencontreuse vient souvent mettre les faits en opposition avec les bases que l'on a choisies, Bateman ne tarde pas à montrer lui-même toute la futilité de son échafaudage en disant, ce sont ses propres expressions, « qu'indépendamment de ce » qu'une même cause produit différentes sortes » d'éruptions, qu'un dérangement des organes di» gestifs, par exemple, produit l'urticaire, ou l'éry» thème, ou la roséole, et même la lèpre et le pso» riasis; que certains irritans externes produisent » tantôt l'impetigo et tantôt l'eczéma, etc.; on voit » une forme de classe passer souvent à une autre : » les papules devenir squammes ou pustules; le » lichen simple devenir psoriasis; le lichen agrius » et le prurigo formicans devenir impetigo; le pru-

» rigo mitis devenir scabies, etc.; enfin diverses » éruptions exister ensemble, se remplacer, se fon- » dre l'une dans l'autre, de manière, ajoute-t-il, » *que ce n'est qu'à une certaine époque de leur marche* » *que l'on peut les saisir dans leur vrai caractère*, » *et les classer.* » Il aurait dû ajouter que tel genre d'éruption ne naît pas pour être seulement et nécessairement l'une ou l'autre de ces classes, mais qu'il est destiné à devenir l'une et l'autre à la fois : on en voit un exemple dans les diverses éruptions de la face, connues sous le nom de couperose, de mentagre et même d'acné, où le tubercule ne semble naître que pour devenir, dans un grand nombre de cas, pustule; c'est même ce qui est cause que les uns ont rangé ce genre d'éruptions dans une classe et les autres dans une autre.

Après avoir ainsi tour-à-tour élevé et commencé à détruire le même édifice, il achève de le renverser par cette assertion singulière, en forme de conclusion : « Il est donc plus philosophique, et en même » temps d'une utilité pratique plus grande, de vain- » cre ces difficultés, en présentant, dans le même » tableau, les différentes apparences d'une maladie » dans ses divers degrés et circonstances, *quand* » *notre connaissance des causes et des remèdes, aussi* » *bien que de ses progrès naturels et de sa terminai-* » *son, nous suffit pour établir son identité.* » Or, ce qu'il vient de dire lui-même sur la nature et l'action d'une même cause, qui produit indifféremment le même effet ou des effets tout-à-fait différens; ce qu'il a dit aussi relativement à l'incertitude, à la confusion, à la coïncidence des caractères des diverses éruptions cutanées; enfin ce qu'il ajoute plus tard sur l'effet des remèdes : tout cela fait de la dernière partie de sa proposition une condition qui ne saurait généralement exister, d'après son avis même, et qui détruit par conséquent la solidité de la première partie de cette même proposition. Enfin il se réfugie, en cas de contestation de tous ces prétendus avantages, dans le bienfait qu'on ne saurait contester à cette classification, et qu'il définit en ces termes : « Elle (cette classification) a » beaucoup fait si, en mieux déterminant toutes les » formes variées des maladies cutanées, elle a per» mis aux médecins d'écrire et de converser sur ces » maladies, en pouvant beaucoup mieux se com» prendre. » Il est probable qu'elle n'a pas rempli le but, car les médecins sont bien loin de se comprendre, en Angleterre comme en France, et dans le reste de l'Europe, où on commence à reconnaître toute la vanité des prétentions de cet appareil dermatographique. Mais un effet réel qu'on ne saurait contester à cette classification, surtout ornée et amplifiée comme elle l'a été par les auteurs français, etc., c'est de donner le change sur le véritable esprit de l'art de classer, appliqué à la pathologie cutanée comme à la pathologie en général; c'est de dégoûter les élèves, de leur faire perdre un temps précieux dans des études futiles et puériles; c'est en s'adressant à leur mémoire uniquement, ou beaucoup plus qu'à leur jugement, de leur donner une direction funeste qu'ils n'apportent ensuite que trop dans la culture de toutes les autres parties de la science médicale et dans la pratique de leur art; c'est d'ouvrir la porte à mille autres abus de classification de formes souvent aussi tout-à-fait insignifiantes dans la considération des maladies des autres organes; c'est enfin de faire croire qu'on a rendu un grand service à la science, quand on n'a fait que la surcharger et l'obscurcir. De plus, j'ai dit et je répète, que l'on est parti d'un principe dépourvu de justesse, en pensant et en établissant que les considérations auxquelles ont obéi les naturalistes, dans la classification de tous les êtres de la nature, étaient applicables, par les mêmes raisons, à la classification des maladies, et ici en particulier aux maladies de la peau. Car d'abord, dans les bonnes classifications artificielles des naturalistes, il y a toujours une considération importante, fondamentale, qui domine, autour de laquelle viennent se grouper toutes les variétés de forme qui constituent les ordres, les genres, etc. Telle est, par exemple, dans Linnée, la considération de la fonction de la génération. Dans une dermatologie, il n'y a que l'idée de cause, d'état constitutionnel, qui pourrait lui équivaloir, et c'est précisément ce qui manque dans la conception des plans de Plenk, de Willan, etc. Il y aurait encore un rapport constant entre la forme et le remède qui pourrait servir de justification; mais cela n'y existe pas non plus. Enfin il y aurait encore la certitude, que tel groupe de variétés de formes appartient aux affections pathologiques de tel tissu élémentaire, entrant dans la structure de la peau, qui pourrait excuser ou exiger la description topographique minutieuse des altérations sensibles de ce dernier organe. Mais cette dernière condition n'est pas non plus satisfaite. Donc, une classification de cette espèce devrait se borner à présenter un cadre tel qu'il fût possible de rapporter immédiatement à l'une de ses divisions un aspect quelconque offert par la peau, dans l'état morbide ou anormal. Ce serait là le seul avantage qu'elle pourrait présenter. Ce serait comme une sorte de géographie où chaque accident présenté par la surface du globe trouve immédiatement sa place sous les chefs montagnes, vallées, fleuves, etc., et, sous ce point de vue, il faut convenir que le cadre de Plenk est plus complet que celui de Willan. M. Rayer a bien senti cela, car il a voulu, dans un immense cadre, ne rien laisser échapper... Mais je demande maintenant à quoi peut servir un semblable tableau. Il peut avoir un côté utile ou agréable, comme objet de curiosité, sans doute, mais le but de la médecine étant de soulager, de guérir les maux, et non de pouvoir les rapporter à tel ou tel autre système descriptif, il faut, pour remplir ce but, qu'elle passe par un enchaînement d'examens de cause, d'effet, de constitution, de circonstances hygiéniques, etc., au milieu desquelles les formes n'ont aucune valeur, absolument aucune, si elles ne se rattachent à un groupe, ou au moins à une de ces considérations. Il est vrai que quelques-uns ont essayé de faire un mélange des deux bases, mais embarrassés qu'ils étaient par le lien topographique qu'ils s'étaient d'abord imposé, ils n'ont créé que des œuvres informes, où même les principes pathologiques ne sont pas toujours d'accord avec l'observation et l'expérience. C'est là un reproche que l'on peut adresser à Wilson, Plumbe, Frank, etc. Quant à l'idée de la classification en familles, la plupart des considérations précédemment émises, et surtout ce que j'en ai dit dans ma brochure citée, doivent montrer que ce plan est inexécutable : certainement le parti qu'en a tiré M. Alibert, dans son dernier ouvrage, ne doit pas porter à croire à la possibilité d'une satisfaisante exécution d'un tel projet.

Je ne suivrai pas maintenant Bateman dans l'histoire détaillée, dans l'exposition de son plan de division ; je ne pourrais que lui appliquer les mêmes vues émises précédemment, en entrant dans de plus grands développemens, complètement inutiles pour le but que je me propose. Je ne parlerai pas non plus des erreurs que, même dans le sens de sa classification, il peut avoir commises, en attribuant à un ordre telle eruption qui appartient à un autre, erreurs qui ont été relevées, avec une grande importance, par les dermatologues français, amplificateurs de cette classification. Je me contenterai de le suivre un moment dans ce qu'il dit des causes et du traitement des affections cutanées.

Bateman ne manquait pas d'esprit d'observation ; il se trouvait quelquefois forcé par cette tendance à distinguer et à citer, comme on l'a vu, des faits qui diminuaient ou détruisaient la validité de la classification de son maître; il attribuait, avec raison, très souvent les éruptions cutanées à la nature ou à la quantité des boissons ou des alimens introduits dans l'estomac. Il a vu, par exemple, la lèpre vulgaire (page 41) produite par l'usage des épices, de l'alcool, de la crême, du vinaigre, de la farine d'avoine, etc., et l'urticaire par l'usage de blancs d'œuf, de champignons, de miel, d'amandes, de framboises, de fraises, etc., ce qu'il attribue avec raison à des idiosyncrasies particulières. Il fait une assez large part aux voies gastriques, mais c'est dans un singulier sens : ce sont les saburres, les acides, les sucs gastriques altérés, etc., qui sont alors les auteurs de tous les maux; ainsi en parlant du psoriasis, il dit : « Dans presque tout les cas, ces organes sont en » défaut, et une grande acidité de l'estomac a pré- » valu (great acidity of stomach has prevailed). . . » . . . Il faut considérer la diathèse arthritique, les » affections mentales et l'irritable état de l'estomac » qui donne naissance à des sucs gastriques impar- » faitement formés, comme la cause, etc. » Il remarque très bien (page 329) « Que l'herpes-zoster, le » zona (shingles) a une physionomie toute particu- » lière qui, dans sa marche, le fait ressembler aux » fièvres éruptives, aux exanthèmes des nosolo- » gistes, etc. » Il aurait dû ajouter qu'en conséquence le zona n'a rien à faire dans une classification à côté de l'eczéma, par exemple, qui ne lui ressemble sous aucun de ces rapports importans, et dont presque toutes les espèces créées sont tout-à-fait insignifiantes. Il est bizarre, après cela, de le voir nier plus loin l'influence que l'irritation ordinairement très intense de ce qu'on appelle *eczema rubrum* peut exercer sur l'estomac et le cerveau. Aussi, dans ce cas, son éditeur, M. Thomson, a-t-il pris la liberté d'être d'un avis tout-à-fait opposé. Quant aux vues générales de Bateman sur le traitement, il est aisé de les peindre en peu de mots : des bains, très peu d'évacuations sanguines, les acides, des toniques parfois, quelques formules de topiques pour calmer des symptômes locaux tels que la cuisson, la démangeaison; dans les cas extrêmes, l'arsénic, etc.; mais la base du traitement; base que l'on trouve proclamée à chaque histoire de classe, d'ordre, de genre, et à laquelle il faut toujours revenir, comme à la seule ancre de salut, cette base qui constitue depuis long-temps l'idée-mère de la thérapeutique médicale et chirurgicale anglaise, on peut la formuler en ces termes : « Rétablir ou fortement activer toutes les évacuations naturelles » et les sécrétions; mais surtout agir sur les sécrétions biliaires et intestinales par les apéritifs mercuriels et les purgatifs salins. » On donne l'opium ou la morphine quand il y a une trop grande irritabilité *générale*, car pour l'irritabilité et l'état particulier de l'organe qui reçoit le premier le remède, il n'en est jamais question. Si l'on joint à cela l'iodine ou l'hydriodate de potasse, la teinture de cantharides, le soufre, quelques essais faits avec la kréosote, l'acide prussique, on aura à peu près le catalogue des médicamens employés; mais, je le répète, les médecins anglais ont généralement une idée fixe, c'est qu'il faut purger et surtout ne pas négliger le calomel dans les purgatifs.

Wilson publia un Traité des maladies de la peau, dont il a donné une seconde édition en 1814[1]. Ce n'est certes pas par la classification que cet ouvrage se recommande; car il n'y a de plan bien conçu ni sous le rapport des formes extérieures ni sous celui des considérations médicales. C'est un mélange confus de choses disparates; il n'y a, pour le juger, qu'à jeter un coup-d'œil sur le tableau des classes que je présente ici : éruptions fébriles, — inflammations simples, où l'on voit entre autres genres l'excoriation, — inflammations constitutionnelles, où l'on trouve la goutte, le rhumatisme, — les papules, — les éruptions vésiculaires, — les pustules, — les éruptions des enfans, — les éruptions squammeuses, — les tumeurs, où l'on trouve les glandes engorgées, les tumeurs enkistées, etc., — les excroissances, — les décolorations (discoloured spots), — les taches de pourpre (purple spots), — les ulcères dont il donne sept espèces.

Ainsi l'on trouve dans cette classification tout à la fois l'excoriation, la goutte, le rhumatisme, les glandes engorgées, les tumeurs enkystées, etc. Mais il faut avouer que l'exposition et le développement de cette classification bizarre sont précédés par d'assez longs prolégomènes où l'on distingue des

[1] A familiar treatise on cutaneons diseases, by john Wilscn Surgeon, seconde édition, 1814.

vues rationnelles et vraiment médicales. Ce qu'il y a d'étonnant, c'est qu'ayant, dans les endroits les plus remarquables, répété, complètement pour le sens et très approximativement pour l'expression, ce que Lorry avait déjà dit avant lui, il n'ait pas une seule fois cité cet auteur. Il dit (page 9) : « Je » veux d'abord appeler l'attention du lecteur sur » ce fait que la plupart de ces maladies ne sont » pas des dérangemens de la partie, des désordres » locaux ou appartenant à cette partie considé- » rée comme un point seulement de l'économie, » mais leurs signes sensibles sont généralement les » indices sympathiques de maladies situées ailleurs. »

Il divise les sympathies en directe, lorsque la force produit la force, et en inverse ou renversée (*reversed*), lorsque la force produit la faiblesse; mais il apprécie tous les phénomènes de force et de faiblesse, comme le faisait Brown et comme le font en général les médecins anglais. Par exemple, il cite, comme un fait de sympathie renversée, le fait de l'application du froid et de l'humidité aux pieds, qui produit une inflammation des poumons. Il est évident que le pied ou la partie du pied dont la transpiration sensible ou insensible s'arrête par l'influence du froid ou de l'humidité, ne tombe pas pour cela dans un état de faiblesse. L'espèce d'astriction, de resserrement ou de mécanisme vital quelconque des bouches exhalantes qui arrête plus ou moins subitement cette exhalation, mérite certainement tout autre nom que celui de faiblesse. C'est tout simplement un phénomène de fluxion

normale remplacée par une autre fluxion, laquelle devient ou ne devient pas une maladie, selon l'organe qui en est le siége et les circonstances au milieu desquelles elle a eu lieu. Il faut remarquer le passage suivant : « Les plus simples affections lo-
» cales acquièrent un nouveau caractère par la
» seule durée de leur existence, et cela, non en
» inoculant le malade constitutionnellement, avec
» une matière âcre ou un virus, mais apparemment
» en devenant associée avec une série particulière
» ou générale d'actions fonctionnelles... Sans l'étude
» approfondie des sympathies, point de philoso-
» phie médicale. » Malheureusement cet auteur ne voit encore, dans le jeu des sympathies, sous le rapport théorique comme sous le rapport du traitement, que des sécrétions, des évacuations supprimées et des sécrétions, des évacuations à solliciter ou à rétablir, et cette idée l'amène encore à la même base fondamentale thérapeutique, l'usage des purgatifs doux ou forts, des vomitifs, etc., quoique en général il soit plus simple et moins polypharmaque que ses compatriotes. « On guérit la dyssenterie,
» dit-il, en augmentant la transpiration à la peau. » Cela est possible et très vrai quelquefois, mais il ajoute : « Et réciproquement dans la fièvre scarla-
» tine, on obtient du soulagement par des purga-
» tifs. » Ce rapport de sympathie qu'il veut établir dans ces deux cas, entre la peau et la muqueuse gastro-intestinale, manque complètement de justesse, et chacun en saisira la raison. « Quand une mala-
» die de la peau, ajoute-t-il, est causée par des

» congestions intestinales, le premier point de re» cherche est le point du canal intestinal où siége » la congestion. Secondement il faut chercher le » purgatif le plus apte à faire disparaître cette con» gestion par une action particulière sur la partie où » elle est située, etc. » Arroser les malades avec de l'eau froide, au moment qu'ils sortent d'un bain chaud et qu'ils sont tout en sueur, constitue, selon lui, un excellent moyen thérapeutique dans ces maladies. « Je défie, dit-il, aucun de mes ma» lades d'affirmer qu'un semblable moyen lui ait » jamais été nuisible. » Je ne parlerai pas plus longuement de cet auteur qui paraît, au reste, presque oublié en Angleterre, mais trop oublié, en vérité, relativement aux considérations médicales sur lesquelles j'ai un instant arrêté l'attention.

Nous arrivons maintenant à un auteur qui a eu la prétention de faire marcher ensemble, comme l'annonce le titre de son ouvrage[1], les considérations médicales et les caractères topographiques, et de produire au jour un arrangement satisfaisant sous ce double rapport. Cet auteur est Plumbe, dont la troisième édition a paru en 1832. Dès le début, il s'exprime en ces termes (préface, page 13): « Il n'est pas nécessaire de faire observer que le » succès du traitement des maladies doit être le seul » et final objet de la nosologie, et que cette pro-

[1] A practical treatise of the diseases of the skin, arranged with a view to their constitutional causes and local characters, by Samuel Plumbe, troisième édition, 1832.

» position générale étant appliquée aux maladies » de la peau, l'arrangement qui identifie chaque » cas particulier avec certaines causes et conditions » constitutionnelles doit être le meilleur, parce » qu'il nous dirige vers le remède... La classifica- » tion de Willan est mauvaise, et les auteurs fran- » çais n'ont fait, en l'amplifiant, que la rendre plus » diffuse. On ne peut pas tirer de cette classification » un seul principe utile et immédiatement applica- » ble à la pratique médicale. Cela exige de la part » de l'élève, même le plus zélé, beaucoup d'efforts » et de travail pour extraire le grain de la paille » (to select the grain from the chaff), tout en ajou- » tant à la dépense du livre. » Voilà sans doute des choses très vraies en partie, de très belles propositions sur lesquelles nous sommes d'accord avec M. Plumbe. Je remarquerai seulement qu'il cherche à tort à insinuer un peu plus bas que l'ouvrage de Willan aurait été très utile à M. Alibert dont le traité des maladies de la peau parut bientôt après. Il y a là peut-être un peu d'amour-propre national qui le fait s'écarter de la vérité. On n'aperçoit certainement rien de commun entre le premier livre de M. Alibert et celui de Willan, et pour M. Plumbe qui fait, à juste titre, un si grand cas des considérations médicales, dans toute dermatologie, il ne devrait pas y avoir un seul instant d'hésitation dans la préférence à accorder à l'un ou à l'autre de ces auteurs.

M. Plumbe abordant ensuite le sujet, relativement à l'exposition de son plan de classification, commence par remarquer qu'il a exclu les fièvres éruptives, variole, rougeole, etc. En cela il a sagement fait et il a été imité avec raison tout récemment par M. Gibert qui, dans son manuel dont j'ai eu ailleurs l'occasion de parler, a un peu désencombré le champ dermatologique, quoique toujours dans le sens de la classification de Willan. Il a peut-être aussi bien fait d'exclure l'élephantiasis. Cependant la peau, dans cette affection, quoique ne paraissant s'affecter que d'une manière consécutive, ne finit pas moins par prendre un aspect particulier qui méritait de trouver sa place, ne serait-ce qu'en l'indiquant, dans un cadre dermatologique. Il n'a pas aussi bien fait, je pense, d'exclure le *molluscum* et les *nœvi materni*, ces derniers surtout sous prétexte qu'il les renvoyait à la chirurgie. On pourrait alors, par le même motif, exclure beaucoup d'autres formes morbides. Pour que l'examen rapide de sa classification ait quelque utilité, il n'y a qu'à jeter un coup-d'œil sur le tableau et les remarques suivantes :

1re CLASSE. Maladies qui tirent leur caractère distinctif des particularités locales de la peau. — Acné — Lupus (qu'il appelle aussi *noli me tangere*). — Sycosis. — Quelques espèces de porrigo.

On ne voit pas trop ce qu'il a voulu dire par particularités locales de la peau. Est-ce parce que telle de ces éruptions ne se présente que dans des lieux donnés de la surface cutanée? Mais quoiqu'il soit vrai qu'une partie déterminée du corps soit plus spécialement affectée par chacune de ces maladies, celles-ci cependant peuvent se montrer sur beaucoup d'autres points avec leurs traits caractéristiques. Serait-ce parce que tel tissu élémentaire, entrant dans la structure de la peau, deviendrait constamment le siége de l'une de ces maladies? Mais cela n'est pas vrai pour l'*acné*, à plus forte raison pour les autres. Ce qu'on appelle *acné*, comme le lui ont déjà prouvé, contre son opinion, les dermatologues français, ne consiste pas essentiellement dans une affection des follicules sébacés. J'ai fait même remarquer que ce genre d'éruption, par sa nature, semble destiné à devenir à la fois tuberculeux et pustuleux, ce qui explique comment Willan a pu le placer dans les tubercules, tandis que d'autres l'ont placé dans les pustules.

2me Classe. — Maladies marquées par une action inflammatoire chronique des vaisseaux qui produisent l'épiderme. — Lèpre. — Psoriasis. — Pityriasis.

Ce caractère conviendrait assez à ces maladies, mais il arrive que, sous d'autres rapports, elles auraient dû être placées dans d'autres classes.

3me Classe. — Maladies exerçant une influence probable salutaire sur un état du système, originairement produites par cet état, habituellement sympathiques de cet état, d'un dérangement des organes digestifs, etc., et caractérisées par une inflammation active. — Porrigo favosa. — Porrigo larvalis. — Lichen, strophulus, prurigo. — Urticaire. — Herpes. — Furunculus (boil).

Dire que ces éruptions exercent probablement

une salutaire influence, etc., c'est être certainement à côté de l'observation; car on voit au contraire souvent ces maladies s'aggraver sous l'influence de quelques-unes de ces éruptions. D'ailleurs l'urticaire, le strophulus, le prurigo, etc., ne peuvent-ils pas être le résultat d'une cause simplement externe. Le porrigo favosa peut bien aussi ne pas tenir à un état de la constitution, puisque, selon lui, il est contagieux. Au reste il y a ici une confusion de diverses espèces de porrigo qu'il n'est pas facile de débrouiller. M. Plumbe paraît se livrer à des recherches particulières sur ce genre de maladies. Il vient de publier tout récemment quelques aperçus sur ce sujet. Il se livre à quelques subtilités de distinction, entre le porrigo qui commence par des vésicules et celui qui commence par des pustules, sur la propriété contagieuse de l'un et la qualité constitutionnelle de l'autre, etc. Il a cherché aussi à apprécier le rôle que jouent dans ces maladies, les bulbes des cheveux ou les cheveux eux-mêmes; mais il y a encore bien des recherches à faire là-dessus. Il établit que le liquide des vésicules est contagieux; que l'enfant, en se grattant, le répand sur toute sa tête, de manière à avoir bientôt une teigne générale, et il conclut de là que c'est à cet état naissant qu'il faut prendre cette maladie, pour la guérir d'une manière sûre. Pour cela, il faut se servir des acides minéraux, surtout de l'acide sulfurique; faire raser la tête, appliquer sur chaque tâche ou vésicule cet acide avec une plume. Il survient de la rougeur, de l'irritation, de la cuisson; on lave alors la partie avec une éponge trempée dans de l'eau chaude. Cette partie fournit une abondante quantité de lymphe; il se forme des croûtes; mais on n'aperçoit plus la forme circulaire des vésicules; ces croûtes tombent dans peu de jours; une tache rouge succède et les cheveux reviennent.

4me Classe.— Maladies d'un caractère mixte, etc. — Impétigo. — Scabies (acarus scabiei). — Eczéma. On ne voit pas du tout, malgré les explications de l'auteur, ce que signifie ce caractère mixte, et on est étonné de trouver sous ce chef, des éruptions telles que l'impétigo et l'eczéma qui appartiennent à bien plus juste titre à d'autres classes.

5me Classe. — Maladies dépendant d'un état de dérangement, de *faiblesse* du système, et d'une diminution consécutive du ton des vaisseaux de la peau. — Purpura. — Aphtes (trush) des enfans et des adultes. — Pemphigus et pompholix. — Ecthyma, rupia. — Erithèma nodosum.

On est tout surpris sans doute de voir généralement attribuer à un état de faiblesse du système, etc, les aphtes qui sont si souvent le symptôme d'une inflammation plus ou moins considérable des muqueuses, accompagnée d'un état d'excitation générale. On n'est pas moins étonné de voir ranger, sous le même titre, toutes les autres éruptions qui peuvent tenir à des états constitutionnels si différens. Il est inutile que je fasse là-dessus des réflexions qui s'offrent d'elles-mêmes.

6me et dernière Classe. — Maladies fougueuses

ou fongoïdes (fungoid diseases) de la peau et de l'épiderme. — Ichtyose. — Verrues (warts).

Il est difficile de concevoir pourquoi il a placé sous ce chef l'ichtyose à côté des verrues, et pourquoi il n'a pas au contraire rangé ici d'autres végétations ou excroissances qu'il a passées sous silence.

Je ne le suivrai pas maintenant dans le développement et les détails de son plan, cela ne nous en apprendrait pas davantage. Je ferai seulement observer que dans l'énumération des causes apparentes ou probables, il est quelquefois en contradiction avec sa propre classification, comme, par exemple, quand il affirme que le strophulus des enfans est presque toujours dû à des causes externes, et qu'il reproche à Willan de n'avoir vu dans le lichen des adultes que le symptôme d'une affection interne, tandis que lui, Plumbe, le regarde comme le signe d'une bonne santé, à moins cependant, ce qu'il a vu quelquefois, que la couleur des papules ne devienne plus foncée, semblable aux pétéchies, car alors elles sont l'indice d'un grand état *de débilité*. Il faut remarquer aussi que Plumbe, tout en ayant l'air de ne pas attacher de l'importance aux formes extérieures, s'arrête quelquefois à subtiliser, sans but utile, sur ce sujet. Maintenant, pour avoir une idée de cet auteur comme physiologiste et comme médecin praticien, il n'y a qu'à prendre indifféremment çà et là dans son ouvrage, quelques passages qui puissent le mettre au jour, sous ce rapport.

En parlant de l'acné (page 36) il dit : « La cause
» étant généralement un état de surcharge, de saburres de l'estomac, accompagné d'une excitation générale des organes digestifs, et les acidités de l'estomac dominant dans ces circonstances, c'est aux purgatifs qu'il faut avoir recours, etc. »

La lèpre qui, selon sa classification, consiste dans une inflammation chronique des vaisseaux cutanés produisant l'épiderme, « La lèpre, dit-il (page 148), a une grande connexion avec des conditions constitutionnelles ou mentales, si elle n'en dépend pas entièrement, qui agissent en *affaiblissant* l'économie. Je n'ai jamais entendu citer d'exemple de lèpre paraissant sur la peau d'un homme fort, robuste, vigoureux. En conséquence ce sont des toniques qu'il faut administrer à l'intérieur, quoiqu'il ne faille pas des topiques stimulans, etc.... Les aphtes (page 414) des enfans annoncent toujours un état de saburres et de faiblesse; on doit toujours les traiter avec des évacuans, des purgatifs. Même les aphtes des adultes, si on examine bien les circonstances, on trouvera qu'ils sont toujours nés dans un état d'abattement et de débilité de l'économie (in low and debilitated states of system). En conséquence, il faut leur administrer le même traitement. » Veut-on savoir comment il apprécie l'effet des remèdes, dans les observations qu'il cite et les conclusions qu'il en tire : « Une jeune femme (page 371) habituellement forte, robuste, teint fleuri, etc., se plaint deux ou trois jours de

» nausée, de constipation, de mal de tête et de
» perte d'appétit. Avant de me faire appeler, elle
» prend une médecine apéritive, mais ce remède
» n'ayant pas produit d'effet, elle avale le lende-
» main de l'ipécacuanha. Après quelques efforts
» suivis de vomissemens, son corps se couvre en
» partie de pétéchies et sa conjonctive devient
» toute rouge et gonflée de sang, avec oppression,
» pouls vif, dur etc.; ayant vu d'autres cas semblables
» où l'on s'était dispensé de la saignée et où l'on
» avait réussi avec des cathartiques, j'employai le
» calomel, etc. » L'état de trouble des organes digestifs qui précède l'apparition des pétéchies est toujours un état de faiblesse. Le traitement consiste dans des purgatifs et rarement ou pas du tout de saignée. Dans une observation qu'il cite, si on a fait de fortes saignées, c'était uniquement dans l'hypothèse *que l'impulsion* à posteriori *du sang était trop forte pour être supportée par les vaisseaux trop tendus*. Encore il prétend que, dans cette circonstance, la saignée a été nuisible. Dans un autre cas (page 392), il y avait langue sale, douleur à l'épigastre, constipation, etc.; puis apparition de pétéchies; alors purgatifs suivis de plusieurs fortes selles : augmentation du mal; alors saignée suivie d'un peu de soulagement; immédiatement après emploi du nitrate de potasse et de la poudre d'antimoine; le lendemain symptômes plus formidables; autre saignée suivie d'un autre soulagement; mais le mal revient, on administre des acides minéraux et le malade meurt. A l'autopsie on trouve : « Point

» d'apparence d'inflammation dans les organes in-» ternes, mais seulement un fort état de *conges-» tion.* » Le lecteur comprend la valeur que peut avoir ici le mot congestion. Il aurait fallu, dans ce cas, dit Plumbe, purger beaucoup plns hardiment.

Enfin, pour dernière citation, voici un raisonnement que je signale, parce qu'il a été répété, en d'autres termes, par d'autres auteurs, cherchant à en faire un argument en leur faveur. Il s'agit de rassurer les médecins sur le danger de la disparition brusque du strophulus des enfans, et par conséquent, sur le danger de sa suppression plus ou moins brusque, par des moyens médicaux : « Le » moindre appel ou afflux de sang, vers les orga-» nes internes, doit nécessairement priver les vais-» seaux de la peau de toute chose semblable à la » turgescence, et occasionner ainsi la soudaine dis-» parition de si légères affections. Donc, cette » disparition doit être plus fréquemment une con-» séquence qu'une cause d'une maladie interne. » En tenant un langage plus logique, il faudrait conclure de là que, puisqu'il faut un appel, un afflux de sang intérieurement pour faire disparaître l'éruption, réciproquement, en cherchant à la supprimer, on peut déterminer cet afflux, cette congestion qui est bien certainement alors l'effet et non la cause de la disparition de l'éruption. Quand on lit l'exposé de ces diverses idées théoriques, thérapeutiques, etc., on est tenté de se demander à quoi a servi en Angleterre la traduction de l'immortel ouvrage de Bichat, dont les pensées vraiment physiologiques et médicales sont complètement en opposition avec celles de la grande généralité des médecins de ce pays.

La troisième édition, corrigée et augmentée de Samuel Plumbe, est de 1832; et, malgré tout ce qu'on a tant de fois dit et redit en Angleterre, en France comme ailleurs, malgré les contestations interminables des partisans des différentes classifications; enfin, quoique la futilité des considérations topographiques commence à dégoûter la plupart des médecins, voici venir tout récemment (1835), un ouvrage complet, un gros volume encore sur les maladies de la peau, par M. Green [1]. Ce médecin possède à Londres un établissement particulier de bains, de douches de vapeurs. Après avoir eu la patience de lire son ouvrage, j'ai été tenté de croire ce que m'avaient déjà dit quelques médecins anglais, savoir que M. Green faisait cette publication à peu près dans le seul but d'attirer les malades à son établissement. En effet, ce gros volume n'est absolument qu'une compilation, avec quelques variantes, quelques substitutions insignifiantes ou maladroites des travaux de Willan et Bateman, de Biett, Rayer, etc. Il n'y a guère de plus, relativement à Willan et à la pratique des hôpitaux de Londres, qu'une fréquente application des bains et douches de vapeurs émollientes, aromati-

[1] A practical compendium of the diseases of the skin, by Jonatham Green.

ques, sulfureuses, etc. Il était inutile de faire un livre pour cela. Cependant cet ouvrage peut fournir matière à quelques réflexions très utiles.

M. Green a remplacé mal à propos la huitième classe *maculæ* de Willan, par la classe *furunculi*, qui comprend le furoncle, l'anthrax et la pustule maligne. Toutes ces huit classes, avec la syphilis et les quatre genres suivans décrits à part : pellagra, purpura, elephantiasis araborum, chéloïde, sont rangées sous le titre commun *d'affections inflammatoires de la peau ;* ensuite sous le titre : *États accidentels ou originels anormaux de la peau, non attribuables à l'inflammation.* Il range : 1° Achroa (leucopathia, vitiligo) ; 2° Dischroa (lentigo, freckle, ephelis, chloasma, nœvus).

Il est curieux de suivre cet auteur dans les reproches qu'il adresse à l'Angleterre, non-seulement d'avoir resté stationnaire depuis la classification de Willan, mais même d'avoir retrogradé, relativement à l'étiologie et aux considérations médicales. « Tout ce qu'on a fait, dit-il, pour le traitement, » consiste en essais sur le mercure, l'arsenic, l'a- » cide prussique, etc., et en efforts de la part de » quelques-uns de rapporter uniformément les » maladies de la peau à *quelque indifinissable affec-* » *tion des organes digestifs, qu'on ne peut observer* » *neuf fois sur dix ;* ce qui n'empêche pas qu'on ne » donne en grande quantité les pillules bleues ou » de Plummer et les purgatifs. » Il signale ici très bien l'inconséquence bizarre de ces auteurs qui, ayant observé et proclamé, avec toute raison, sans doute, la liaison sympathique, incontestable, dans la grande majorité des cas, entre la peau et la muqueuse gastro-intestinale irritée, font cependant un usage déplorable des purgatifs, ce qui tient aux idées complètement fausses qu'ils ont sur la nature de ces affections et sur la nature des lésions morbides en général. « Si ce traitement ne réussit pas, » continue Green, on donne le mercure, la salse-» pareille, etc.; et pour dernière ressource l'arsé-» nic. C'est aux médecins français que l'on doit les » idées les plus rationnelles sur les vues médicales » et l'introduction des bains et douches de vapeurs, » le moyen le plus utile. » En cela, il ne fait certainement qu'exprimer la vérité; mais il est aisé de remarquer, dans le passage suivant, l'influence fâcheuse qu'il a reçue des assertions bizarres et mal fondées de quelques livres dermatologiques français dont je parlai dans le temps. « Mon expérience, » dit-il, et celle des plus habiles dermatologues de » nos jours, me portent à établir que la plus grande » partie des maladies chroniques et invéterées de » la peau ont lieu sans *le moindre trouble dans les* » *voies digestives*, et j'ai même remarqué que les » individus affectés de ces maladies, se plaignent » beaucoup moins de leur estomac et de leurs in-» testins que ne le fait le commun des valétudi-» naires dans nos pays. » C'est une répétition, en d'autres termes, d'un argument spécieux, au premier abord, emprunté à l'un surtout de ces livres français auquel j'essayai déjà de répondre, argument qui se résume en ces termes : « Vous dites que les

» voies gastriques sont irritées, enflammées, qu'el-
» les causent sympathiquement telle affection don-
» née de la peau, et cependant, non-seulement
» je n'aperçois pas très visiblement cet état morbide
» des voies gastriques, mais encore je soulage ou
» je guéris avec des toniques et des purgatifs. Or,
» au contraire, ces remèdes devraient augmenter
» l'état morbide de ces organes, s'il existait; donc,
» cet état n'existe pas. » Sans répéter ici ce que j'ai déjà dit ailleurs, j'ajouterai seulement quelques réflexions importantes pour tâcher d'expliquer l'apparente contradiction que présente ce phénomène.

Lorsque les voies gastriques sont saines chez un individu bien constitué, personne ne niera, je crois, ou plutôt tout le monde convient qu'il y a, dans ces organes, comme une sorte de pouvoir de réaction, de répulsion, en vertu duquel, si une action quelconque, nuisible, vient à s'exercer sur quelque point de leur surface, la fluxion vitale, qui doit en être la suite, au lieu de se porter, ou du moins de se porter entièrement sur ces organes mêmes, a lieu uniquement ou en même temps vers un autre organe plus ou moins éloigné, mais qui est lié par le plus de rapports sympathiques avec les premiers, ce qui dépend des tempéramens, des idiosyncrasies, des habitudes contractées, etc.; mais en général, chez la plupart des hommes, c'est la peau qui offre le plus fréquemment avec la muqueuse gastro-intestinale ce genre de connexion. Cette force salutaire de réaction, de répulsion, cette précieuse faculté de mouvement excentrique est très visible, lors de l'invasion de maladies contagieuses, telles que la variole, la rougeole, etc., où l'on voit les organes internes et la muqueuse gastro-intestinale recevoir les premiers l'attaque et se décharger, pour ainsi dire, ensuite sur la peau d'une grande partie des fluxions spéciales, que l'influence morbide avait attirées sur eux. Dans la plupart des cas qui se présentent si souvent, d'urticaires, d'érithèmes, de papules, d'éruptions squammeuses, comme la lèpre vulgaire, etc., à la suite de l'ingestion dans l'estomac d'excitans ou de certains alimens, ce dernier organe présente peu, et quelquefois point de signes annonçant qu'il est lui-même dans un état morbide. Il s'est ainsi comme déchargé sur la peau d'une fluxion qui s'était d'abord dirigée vers lui, ou qui semblait devoir se diriger vers lui comme vers l'organe ayant reçu la première impression de l'agent provocateur. Mais ce phénomène de répulsion, de réaction, ne paraît pas arriver aussi facilement, lorsque l'irritation passe un certain degré et devient trop intense, et la fluxion s'épuise alors dans le sein de l'organe lui-même. Un érithème, une urticaire, une éruption quelconque qui vient d'avoir lieu et qui existe actuellement, par exemple, en vertu d'une excitation reçue par l'estomac, peut être subitement supprimée et disparaître, si cette excitation devient trop forte, par l'ingestion d'une substance capable de produire un trop violent effet, et alors la fluxion semblera se concentrer dans l'organe gastrique lui-même. Ce qui est remarqué des voies gastriques à la peau, se remarque ou peut se remarquer souvent aussi d'un point intérieur de ces voies aux amygdales, à la bouche, aux yeux, à la muqueuse nasale, à l'anus, etc., car c'est absolument la même chose. Une irritation de l'estomac, d'un point de la muqueuse intestinale, ne se manifeste quelquefois uniquement que par des phénomènes de fluxion, observés aux amygdales, aux yeux, etc., et l'estomac et l'intestin n'offrent alors aucun signe bien apparent de maladie, du moins relativement à ceux qui se présentent dans les premières parties. Tous ces phénomènes de réaction, de répulsion sympathique, arrivent à l'état chronique comme à l'état aigu. Des éruptions cutanées, même intenses et invétérées, existent ainsi souvent sous l'influence d'un état morbide des organes digestifs, quoique ceux-ci ne donnent pas des symptômes très marqués de l'état de malaise où ils se trouvent. Pourrait-on conclure de là que ces organes sont sains, qu'ils n'ont pas été la cause première, ou qu'ils ne sont pas encore la cause fomentatrice de l'éruption? Cette conclusion ne saurait être légitime. Ces organes, quel que soit leur état avancé d'altération ou de désorganisation, usent alors de cette faculté de réaction, de répulsion sympathique et excentrique dont je parle; mais, outre la certitude où je suis qu'un examen attentif de ces organes, dans l'exercice de leurs fonctions, ne présentera pas toujours cet état sain, dont on cherche à faire une objection, ils sont continuellement sous la menace de la fluxion, si celle-ci cessait de trouver une sorte de voie de décharge dans un point lié avec eux par une sympathie morbide. Ne voyons-nous pas des faits semblables dans l'économie animale. Par exemple, un individu tousse, est oppressé, éprouve des douleurs dans quelque point du thorax, expectore une matière d'un aspect plus ou moins purulent, tuberculeux, présente à l'examen du sthétoscope ou de la percussion des altérations très sensibles; l'habitude de son corps, l'aspect de la circulation, les circonstances concomitantes et antécédentes, tout annonce un commencement de phtisie : il survient une douleur, un mouvement fluxionnaire à l'anus, l'inflammation du tissu cellulaire, un abcès, une fistule, des tumeurs hémorroïdaires, etc., les symptômes accusateurs d'une grave affection pulmonaire cessent ou sont grandement modifiés : il n'y a plus ou il n'y a que peu d'oppression; la respiration est libre; la toux se calme, les bruits du poumon sont moins anormaux, la maladie semble s'arrêter; en un mot, les fonctions de cet organe s'accomplissent tellement bien en apparence qu'on ne se douterait guère, au premier abord, ni de tous les symptômes qu'il offrait précédemment, ni de l'état plus ou moins grave d'altération, dans sa structure, dont il peut continuer d'être le siége. Mais si les mouvemens fluxionnaires morbides viennent à cesser vers l'anus, vous voyez aussitôt reparaître tout le cortége des symptômes qui vous avaient fait porter un fâcheux pronostic. Il est évident qu'il se passe deux choses dans ce fait : d'un côté, il y a altération de structure dans l'organe primitivement malade ; de l'autre côté, il y a l'espèce de valeur, d'attention, si je puis ainsi parler, que la nature ou le système nerveux, ou le centre d'action, ou le principe vital, comme on voudra l'appeler, attache à cette altération. Les plus grands désordres d'organisation, de structure, peuvent exister dans un organe qui, en apparence, remplit passablement bien ses fonctions ; et il est inutile d'en citer des exemples, surtout pour les voies gastriques, où les faits ne manquent certainement pas. Or de même que, dans l'exemple cité de la pneumonie chronique, le mouvement fluxionnaire de décharge sympathique avait lieu à l'anus ; de même, pour les voies gastriques, il peut avoir et a souvent lieu à la peau où il détermine des phénomènes de congestion, d'altération de structure, d'éruptions cutanées en un mot, comme il déterminait des phénomènes analogues à l'anus. Vous ne pouvez donc pas, parce que ces altérations existent depuis plus ou moins long-temps, et que les organes gastriques paraissent peu affectés, conclure de là que ceux-ci sont dans toutes les conditions de la santé.

Vous en venez maintenant à la seconde partie de votre argument, et vous dites que dans des cas où l'on regardait les voies gastriques comme affectées, irritées, enflammées et produisant sympathiquement l'éruption cutanée, vous avez pu guérir, ou du moins améliorer cette dernière avec des toniques, surtout avec des purgatifs. Je répondrai, d'abord pour les toniques, que le succès de leur application sur la muqueuse gastro-intestinale ; ne prouve pas plus l'absence de toute irritation ou inflammation chronique de cette membrane, que le succès analogue de leur application sur la conjonctive, dans l'ophtalmie chronique, ne prouve contre l'existence de cette affection que vous avez sous les yeux. C'est un fait que nous ne saurions expliquer, malgré toutes les théories modernes, mais qui ne peut vous servir d'argument. Quant aux succès des purgatifs, il est certain qu'il y a alors une évacuation, une décharge de liquides qui peut soulager la congestion morbide de la muqueuse malade même à la surface de laquelle cette sécrétion est sollicitée, tout en agissant par révulsion sur les maladies existantes de la peau que vous parvenez ainsi à améliorer. Par conséquent, en supposant d'ailleurs que vous n'ayez pas souvent aggravé de cette manière l'état des voies gastriques vers lesquelles vous reportez une fluxion, qui, depuis plus ou moins long-temps, s'écoulait sympathiquement vers la peau, il n'y a rien de difficile à expliquer dans ce phénomène ; les purgatifs ont un effet spécial sur un des tissus élémentaires entrant dans la structure de la muqueuse gastro-intestinale, et en déterminant une plus ou moins forte, une plus ou moins lente évacuation par ce tissu qui se trouve seul sollicité, excité, ils peuvent soulager même une muqueuse enflammée, et agir ainsi sympathiquement sur la peau. Voilà donc comment, de l'effet des purgatifs, vous ne pouvez pas davantage faire sortir une conclusion en votre faveur contre une affection plus ou moins ancienne, qui existerait actuellement dans les organes digestifs. Voilà aussi comment l'on conçoit, dans quelques cas, le soulagement des maladies cutanées avec des purgatifs agissant sur une muqueuse digestive, même actuellement dans des conditions morbides et ayant été la première cause du mal.

Ce n'est pas que je prétende que l'éruption cutanée, dans les cas où elle est ainsi causée antérieurement par une affection gastro-intestinale, ne puisse s'établir ensuite d'une manière permanente et indépendante quelquefois, par l'habitude contractée; ne puisse devenir une éruption intense, invétérée, et que les voies gastriques, après s'être ainsi comme déchargées sur la peau, ne puissent avec le temps, le régime ou un traitement convenable, revenir à un état à peu près normal, et recevoir même à leur tour, l'influence partant de la peau. Ce n'est pas que je refuse non plus à toute autre muqueuse ou tout autre organe interne le pouvoir de déterminer des phénomènes de réaction, de répulsion sympathique absolument semblables; que je méconnaisse les éruptions cutanées par cause externe, lesquelles, devenues intenses, peuvent à leur tour porter le trouble dans l'économie; ce n'est pas enfin que je veuille établir qu'un état particulier des liquides, du sang, de la lymphe, un état humoral, en un mot, ne puisse être et ne soit en effet quelquefois la cause de plusieurs éruptions cutanées; mais en fixant un instant l'attention sur cette action et cet état primitif ou permanent, et mal apprécié de la muqueuse digestive, cet enchaînement remarquable de phénomènes vitaux de connexion, de répulsion, de déplacemens sympathiques, j'ai voulu faire sentir le peu de validité de l'objection contre l'état morbide de cette muqueuse dont se sont servis et se servent encore plusieurs auteurs, objection fondée sur les succès des toniques et des purgatifs. Cela fait comprendre en même temps comment certains dermatologues accusent beaucoup trop souvent cette muqueuse, comment d'autres l'accusent beaucoup trop rarement, de manière à se consumer en interminables disputes, faute d'analyser d'une manière convenable et rigoureuse les phénomènes morbides.

Maintenant que j'ai montré, dans ce rapide examen, ce que les ouvrages anglais écrits *ex professo* sur les maladies de la peau ont fait de positif pour la science, j'ai peu de chose à dire relativement à ce qui se passe dans les hôpitaux de Londres; car il ne s'y passe généralement que ce qu'on vient de voir dans ces ouvrages et ces auteurs. Ainsi, d'un côté, zèle extrême pour trouver le nom de l'espèce ou de la variété de l'éruption, et, de la part même de quelques-uns, grand enthousiasme pour la classification de Willan et Bateman; de l'autre côté, mêmes principes physiologiques et pathologiques, et mêmes vues thérapeutiques. Il est bon de savoir qu'à Londres il n'y a pas d'hôpital destiné spécialement aux maladies de la peau. Ces maladies sont répandues dans les différens hôpitaux, selon que les circonstances de position, de quartier, de population, etc., les y amène; il n'y a pas même de salle exprès pour elles, et on les place sans choix et sans distinction, parmi les autres affections (hormis cependant les éruptions contagieuses, la variole qui a son hôpital à part, les galeux qui ne sont guère traités qu'aux consultations pour les malades externes). Cette distribution est vraiment une sorte de critique indirecte de la classification de Willan qui devait naturellement conduire à considérer ces maladies à part, et à leur consacrer un établissement spécial; il est possible que si la même chose eût été pratiquée à Paris, on n'eût pas vu tant d'hommes distingués, animés par le désir de faire de l'étude des éruptions cutanées une branche à part de la médecine, s'appliquer au développement d'une science profondément obscure, où il faut être en quelque sorte initié, et vouloir constituer comme une secte de médecins qui, sous le nom de dermatologues ou de dermatophiles, se supposent seuls capables de bien connaître les caractères des maladies cutanées, parce qu'ils se disent seuls capables de leur donner leur véritable nom. Sous ce rapport, à Londres, il y a même des fanatiques qui prétendent que l'on perd tout guide et toute boussole, quand on néglige la classification de Bateman, et qui, non-seulement ne trouvent rien de supportable dans les ouvrages de leurs compatriotes Wilson, Plumbe, mais qui se garderaient bien plus encore de trouver rien à leur gré dans Lorry, Alibert et autres. J'eus un jour une discussion sur ce sujet, avec M. Addisson, médecin de l'hôpital Guy, homme instruit d'ailleurs, qui est un grand partisan de Bateman. Sa thèse était que, malgré tous les progrès que l'on pourra faire dans la connaissance des maladies de la peau, sous le rapport des considérations médicales, on sera toujours obligé d'en revenir à la classification de Bateman, l'auteur qui, selon lui, a le plus exactement groupé et classé les formes des éruptions cutanées, comme objets d'histoire naturelle. Il part, comme on voit de l'idée fausse que j'ai signalée; aussi il m'eût été difficile de lui faire comprendre ma pensée. L'hôpital Guy est l'un des grands hôpitaux de Londres, où l'on a vu le plus de maladies de la peau. On y a eu le soin, plus que partout ailleurs, de faire modeler en cire un grand nombre de ces affections, ce qui constitue un muséum assez considérable; il faut même avouer que l'artiste modeleur a déployé une grande habileté; car en général ces portraits sont frappans de vérité. On y voit plusieurs pièces où l'on lit les étiquettes suivantes : éruptions vésiculeuses passant aux pustules (ou eczéma passant à l'impetigo) — lèpre passant au psoriasis,— tubercules tendant aux pustules (dans quelques genres d'acné, de couperose, etc.) — Papules passant aux squammes (dans certaines variétés du lichen, etc., etc.); sans compter l'existence, dans quelques échantillons, de deux, trois, quatre éruptions à la fois. Il faut avouer qu'en présence de ces tableaux, où les éruptions passent de l'une à l'autre classe; c'est-à-dire où elles cessent d'être ce qu'on veut absolument, d'un autre côté, qu'elles soient, en présence d'autres tableaux où elles se confondent en grande partie, l'élève doit éprouver un véritable dégoût, et doit s'apercevoir qu'il n'en est pas plus avancé quand il approche du lit du malade. Qu'on lui mette sous les yeux des tableaux pouvant lui apprendre à distinguer des choses qu'il est utile de bien connaître, le *favus* par exemple, la gale, les maladies contagieuses; que l'on fasse la même chose pour un très petit nombre d'autres affections ayant une physionomie, une marche, toujours à peu près les mêmes, un aspect bien distinct et bien caractérisé, surtout pour ces affections qui ont quelques rapports avec les fièvres éruptives comme le *zona*, *le pemphigus*, nous sommes d'accord, et cela est utile; mais faire perdre le temps à un élève dans un muséum, pour lui apprendre ce qu'on peut appeler uniquement une dermatographie, c'est certainement au-dessous de l'art de soulager et de guérir des maladies qu'il faut apprendre à connaître par des considérations d'une autre espèce. A la rigueur, avec un musée semblable, aussi complet que les tableaux et la classification de Bateman plus ou moins amplifiée et perfectionnée, il faut avouer qu'un élève pourrait devenir un habile dermatologue, mais à force d'habituer son esprit à des études de cette espèce, il serait bien à craindre qu'il ne devînt aussi plus tard un stupide médecin.

Pour en revenir aux hôpitaux de Londres, les éruptions que j'ai vues le plus souvent sont les éruptions pustuleuses, le rupia et les éruptions squammeuses, parmi lesquelles la lèpre vulgaire de Bateman se fait remarquer par la fréquence de son apparition. Quelques auteurs, Plumbe entre autres, qui ont fait la même remarque, attribuent ce fait à diverses causes telles que l'humidité, la fatigue, les études, les chagrins, etc., mais ils auraient dû mettre au premier rang la syphilis qui, chez beaucoup de gens du peuple surtout, mal ou point du tout soignée ou traitée avec beaucoup de mercure, prend fréquemment la forme squammeuse dans ses symptômes consécutifs; et malgré l'influence qu'on a prétendu être exercée par cette maladie sur la forme et l'aspect de l'éruption, il est impossible, dans la pluralité des cas, de distinguer l'action de cette cause de toute autre action. Quant au traitement, il n'y a, je l'ai déjà dit, que l'applications des vues thérapeutiques que nous avons remarquées dans les auteurs. Ainsi, iodine ou hydriodate de potasse, toniques, opium, salsepareille, peu ou point de saignées, excepté dans un seul hôpital où j'ai vu employer ce moyen plus fréquemment, soufre, bains chauds et froids, très peu de bains de vapeur et presque jamais de bains ou douches de vapeurs médicamenteuses, en général point de frictions, parfois l'arsenic, l'acide prussique, la kréosote, mais surtout et principalement et toujours des purgatifs mercuriels ou salins, etc., voilà en peu de mots le catalogue des moyens qu'on emploie, mais uniquement dans l'esprit de la médecine empyrique que j'ai signalé. Il serait donc inutile de faire et je ne montrerais rien de plus en faisant la relation des faits dont j'ai été témoin.

Maintenant, en réunissant et en développant toutes les réflexions que le sujet m'a porté à faire, dans le tableau analytique qui précède et qui expose d'une manière suffisante le véritable état de nos connaissances, relativement aux dermatoses, il sera aisé d'indiquer ce que, dans cet état, peut être une classification : d'abord, s'il y avait à choisir entre toutes les classifications existantes, tout médecin impartial conviendra que la première classification de M. Alibert, malgré tous ses défauts, est celle qui remplirait le plus simplement et le mieux le but, comme caractérisant d'une manière assez fidèle et assez pittoresque les formes, surtout comme étant accompagnée d'assez longues discussions médicales qui tendent à donner au classement subtil de ces formes quelque importance et quelque valeur. Mais, dans le fait, une classification, comme l'exigerait l'esprit d'une vraie philosophie médicale, une classification comme l'aurait voulue Lorry et comme la voudraient sans doute aussi les dermatologues modernes; une classification faite, en obéissant au principe que j'ai posé dans ma précédente brochure, en ces termes : *En pathologie cutanée, la considération des formes extérieures est peu de chose, et les considérations médicales sont tout ou l'essentiel*; une telle classification est impossible dans l'état actuel de la science. Mais, comme en attendant que le progrès de l'observation attache à chaque forme sa véritable valeur, il est non-seulement inutile, mais encore très nuisible de déplacer, d'altérer, de fausser la science médicale, en la transportant dans un champ qui peut bien être celui des classificateurs d'histoire naturelle, mais qui ne peut être le sien, je dis qu'il n'y a, dans ce moment, qu'une seule marche rationnelle à suivre, une seule marche qui soit d'accord avec le but unique que se propose le médecin, c'est-à-dire le soulagement ou la guérison des maladies.

1° Oublier les mots grecs, latins, arabes et toutes les discussions des anciens qui sont pour nous une sorte de répertoire apocalyptique sur le véritable sens duquel personne n'a jamais été d'accord.

2° Laisser à la pathologie générale les fièvres éruptives, les maladies d'éruption proprement dites, telles que la variole, la rougeole, etc., qui n'ont de valeur que par l'influence sur toute l'économie du principe qui les produit.

3° Laisser aux traités de la syphilis les *syphilides*, si on trouve un caractère qui les distingue, ou, si ce caractère distinctif n'existe pas (ce qui est la vérité), les soumettre comme les autres éruptions aux vues simples de la classification que je vais émettre. Quant aux maladies telles que le *yaws*, le *pian*, la *pellagre*, etc., les confier aux mêmes traités de la syphilis, ou les renvoyer à la pathologie générale à laquelle elles appartiennent plus proprement par l'ensemble des phénomènes qui les caractérisent, surtout la dernière.

4° Et c'est par ceci que doit commencer un véritable traité des maladies cutanées, décrire d'abord à part les affections contagieuses, telles que la gale et la teigne faveuse (encore on n'est pas d'accord sur la contagion de cette dernière).

5º Décrire encore à part un très petit nombre d'éruptions qui ont une marche constante, un aspect toujours à peu près le même, une physionomie déterminée et qui se rapprochent, en quelque sorte, des fièvres d'éruption. Tels sont le *pemphigus* et le *zona*; on peut encore accorder une description à part à la lèpre des Grecs; mais il vaut mieux exclure l'éléphantiasis des Arabes qui se rattache à d'autres considérations.

6º Rapporter toutes les autres éruptions cutanées, sous quelque aspect qu'elles puissent se présenter, à quelques chefs exprimés par des noms pris dans sa propre langue, noms simples, clairs, vulgaires, sur la signification desquels tout le monde soit d'accord; se contenter du mot de la classe, du groupe, et ne créer ni genres, ni espèces, ni variétés, laissant à chacun la faculté de décrire l'affection qu'il a sous les yeux, en employant le mot de la classe, pour donner d'abord une idée générale de cette affection; présenter ensuite des détails de description très courts et très précis, en signalant toutes les circonstances de cause, si elle est connue ou présumée, de constitution, d'habitudes, de régime, etc., toutes les circonstances antécédentes et concomitantes qui ont le plus d'importance; représenter de cette manière tous les traits d'un tableau qui ne peut plus se confondre avec aucun autre, qui n'a pas besoin par conséquent de tout le langage embrouillé du diagnostic différentiel, qui, en un mot, offre à l'esprit non un *symptôme* mais une *maladie*. Or, ces chefs dont je parlais, je les réduis aux suivans, en faisant bien remarquer que je ne leur attache absolument d'autre importance ni d'autre utilité que celles de donner, dès le premier abord à l'esprit, une idée générale de l'objet que l'on va peindre :

1° *Rougeur inflammatoire* avec ou sans élévation, etc., c'est ce que les auteurs ont appelé érythème.

2° *Tâches* avec ou sans élévation (maculæ).

3° *Vésicules* purulentes ou non, grandes ou petites, etc., ce qui comprend les trois classes des auteurs, bulles, vésicules et pustules.

4° *Papules*, c'est-à-dire des élévations au-dessus du niveau de la peau, pleines, solides, et d'ailleurs plus ou moins grandes, larges, etc.

5° Croûtes.

6° Ecailles.

7° Excroissances ou végétations ou tumeurs cutanées.

8° Maladies des ongles et maladies des cheveux.

Ainsi il n'y a que ces huit noms de chefs, de groupes ou de classes à retenir, avec les cinq noms *pemphigus*, *zona*, *favus*, *gale* et *lèpre des Grecs*. Voilà tout le catalogue des noms suffisans pour s'entendre et pour caractériser, avec très peu de détails descriptifs toute eruption qui se présente, bien entendu toujours que ce n'est pas par le côté descriptif *topographique*, mais bien par le côté descriptif *médical* que votre tableau peut avoir aux yeux des médecins quelque valeur. Il est donc complètement inutile et même nuisible d'user sa mémoire et de perdre son jugement dans l'acquisition forcée de cent autres mots tout-à-fait vides de sens médical; car ils ne vous dispenseront ni ne pourront jamais vous dispenser de tracer les tableaux dont je viens de parler, si vous voulez représenter ce qu'on appelle une maladie.

Il est évident, si tout ce que je viens de dire est bien fondé, que l'on peut réduire à un très petit nombre de pages simples, claires, conduisant directement et philosophiquement au but, ce gros volume dont notre incommensurable bibliothèque médicale pourra très avantageusement se passer, ce gros volume qu'on est convenu d'appeler *dermatologie*. J'ai cherché à indiquer ici, d'une manière générale, la seule chose raisonnable qu'il fût maintenant permis de faire sur ce sujet, en attendant que le progrès de l'observation permette de faire mieux. C'est vers la découverte de ce mieux que le médecin doit diriger ses études, en oubliant des méthodes qui sont, non pas des guides, mais des entraves.

CHAPITRE II.

Maladies vénériennes.

Le public médical a de bonnes raisons sans doute pour être dégoûté de toutes ces théories sur l'origine, la cause, l'aspect de la syphilis, l'action du mercure, etc., qui, depuis le quinzième siècle, se sont fait jour dans non moins de douze cents traités, brochures, mémoires, etc.; mais l'appréciation exacte du rôle qu'ont joué les ouvrages des auteurs anglais, pour éclaircir et fixer la question, la valeur de leurs expériences et des conclusions qu'ils en ont tirées; leurs contradictions perpétuelles, la curieuse manie de classification, qu'à l'imitation des dermatologues ils ont appliquée à ces maladies, surtout dans ces derniers temps; et, par-dessus tout, les prétentions qu'ils affichent d'avoir jeté une grande lumière sur ces inextricables problèmes; tout cela n'a pas été examiné, analysé d'une manière convenable. Aussi une revue rapide de leurs principaux auteurs et de leurs idées fondamentales, outre l'avantage de jeter un nouveau jour sur ce point de la question, est certainement indispensable pour montrer le degré d'influence que cette longue discussion a exercé sur la pratique des médecins ou chirurgiens chargés de traiter la syphilis dans les divers hôpitaux de Londres.

John Hunter ne manquait certainement pas de vues ingénieuses et d'originalité ; mais il a manqué, surtout dans son ouvrage sur les maladies vénériennes, de cette logique qui, dans un sujet de cette importance, devrait conduire à un résultat déterminé, bien connu, à une opinion formulée, applicable à la pratique médicale ; à moins d'avouer que la question est insoluble, de la donner et de la laisser pour telle; à moins de reconnaître l'insuffisance des élémens connus du problème pour en donner la solution. Or, Hunter prétend résoudre ce problème, et il le laisse plus difficile à résoudre que jamais. Il observe et cite des faits, en négligeant des circonstances concomitantes auxquelles il dit cependant ailleurs qu'il faut attacher une grande importance. Il tire de ces observations et de ces faits des conclusions qui ne s'accordent pas toujours entre elles. Il rattache l'idée de virus à une forme à laquelle on a donné son nom ; puis il reconnaît que cette forme n'est pas constante, et s'en prend au traitement mercuriel, qui devient un spécifique capable de découvrir et de signaler le véritable aspect syphilitique. Il abandonne ensuite cette autre idée, parce qu'il reconnaît lui-même que le mercure ne guérit pas toujours ce qu'il croyait vénérien, et que d'autres fois c'est l'inverse. Tout cela est aisé à démontrer.

Je commencerai d'abord par faire observer que Hunter n'a pas donné une définition rigoureuse du chancre qu'on a depuis appelé *chancre huntérien*, et que les auteurs n'ont pas bien exactement rendu sa pensée. Ainsi, il dit (page 215) : « Venereal ulcers have *commonly* one character. » Les ulcères vénériens ont *commmunément* un même caractère. . . . . . « A chancre has *commonly* a thickened base. » Un chancre a *communément* une base épaisse. » Les auteurs ont mis plutôt *toujours* que *communément* ou *généralement*. Lui-même Hunter, ne sait trop ce qu'il doit penser de sa définition ; car il est évident, en lisant attentivement tous les cas cités par lui, que, dans sa pratique, il n'avait aucun égard à sa distinction, laquelle était toute théorique. Ainsi, regardant le mercure comme un spécifique, d'un côté il administrait ce médicament, quand il apercevait des ulcères à bords et à fonds durs, etc., et de l'autre côté, il avouait que les caractères assignés par lui aux ulcères vénériens n'étaient pas absolument particuliers à eux ; d'autres fois, quand les ulcères étaient opiniâtres, il donnait aussi du mercure, établissant ainsi par là qu'il n'y a pas de forme particulière aux ulcères vénériens. Pour savoir si la gonorrhée pouvait produire un chancre et réciproquement, il prenait la matière d'une gonorrhée, avec une lancette, l'inoculait sur le prépuce et sur le gland; et parce qu'il voyait paraître des ulcères dans les points de l'inoculation, il résolvait la question par l'affirmative ; mais il ôtait à ses conclusions une partie de leur légitimité, en ce que, aussitôt qu'il apercevait la forme jugée par lui syphilitique, il administrait du mercure, et nuisait par là à la marche de ces ulcères qui auraient pu seulement, par leur développement ultérieur et l'apparition des symptômes constitutionnels, donner plus de probabilité au caractère d'une vraie syphilis.

On sait que Bell avait tiré de ses expériences, très positives également, des conclusions tout-à-fait contraires. On a fait ensuite contre la validité de toutes ces expériences cette objection : « Mais la gonorrhée dont vous avez pris la matière était-elle réellement syphilitique? » Il est certain que ceux qui ont fait cette objection n'étaient pas plus capables eux-mêmes de faire cette distinction que ne l'ont été et que ne le seront toujours tous les médecins qui s'occuperont de ce sujet. Au reste, la question raisonnable, s'il y en a une, est moins de savoir ici si une gonorrhée dite et présumée syphilitique a produit un chancre dit et présumé syphilitique, que de savoir si, en général, la matière d'une gonorrhée, *contractée par contagion*, peut donner lieu à un ulcère capable aussi de se transmettre par contagion et réciproquement. Or, en se fondant sur des faits pathologiques, des hommes de mérite et de bonne foi ont résolu cette question par l'affirmative ; mais il n'y a pas de doute, et plusieurs médecins ont déjà fait cette remarque, qu'en général tout ce qu'on a dit là-dessus, avant qu'on n'examinât les parties génitales de la femme avec le spéculum, doit être considéré comme non-avenu ; car, puisque l'examen au spéculum prouve maintenant que des femmes, qui passaient pour n'avoir qu'un simple écoulement, sont quelquefois affectées, dans la profondeur du vagin ou sur le col de la matrice, d'ulcérations d'une forme plus ou moins chancreuse, dite hunterienne, il est clair que ces femmes auront pu aussi communiquer des chancres, quoique n'ayant en apparence qu'une gonorrhée. N'est-il pas curieux de voir des médecins anglais, qui veulent quelquefois encore raisonner sur ce sujet, sans faire jamais usage du spéculum dans les hôpitaux de Londres? et à un médecin anglais, qui vient sérieusement et dogmatiquement disserter sur ce point, sans se servir du seul moyen qui puisse l'éclairer, ne peut-on pas dire aussi sérieusement qu'il tombe dans l'absurde?

Hunter cherche aussi à prouver, en rapportant quelques faits, que certaines affections ressemblent beaucoup à la syphilis, sans être cependant la syphilis; et cela, parce que, malgré leurs symptômes primitifs et consécutifs d'apparence presque syphilitique, *ces affections se sont guéries sans mercure.*

« Un homme s'inocule dans le doigt la matière » d'un yaws pris sur un abcès de l'épaule d'une » négresse; il survient des symptômes primitifs et » consécutifs comme dans la syphilis..... Le mer- » cure ne procure aucun soulagement. »

« 2° Une jeune dame dont l'enfant était trop fai- » ble pour sucer le lait abondant que renferme son » sein, donne à téter à un enfant que l'on sait, plus

» tard, avoir des aphtes (thrush) dans la bouche.
» De là accidens comme syphilitiques chez la dame.
» Un autre enfant qu'elle met au monde offre une
» éruption; la nourrice qui le prend contracte la
» maladie et meurt. Le mercure ne put jamais rien
» contre ses maux. La dame elle-même ne fut guérie
» que par des bains de mer. »

Je demande ce que signifient ces faits, ainsi que ce que Hunter dit de ces dents qui, transplantées d'un individu non syphilitique à un autre individu sain, développent chez celui-ci des symptômes semblables à la syphilis, etc.? Que conclure, enfin, de toutes les observations et les discussions de Hunter? que son ouvrage aurait peu de sens médical, et serait plutôt fait pour embarrasser que pour servir de guide, s'il n'y avait pas au fond une pensée profondément vraie, pensée qui fût alors comme une grande découverte, parce qu'elle commença à faire revenir les esprits d'un fatal aveuglement, celui de considérer toutes les maladies des parties génitales comme syphilitiques. Mais il aurait dû ajouter, et il aurait ainsi prévenu tous les abus qu'on a faits de ses propres idées, que, de ce qu'il y avait une distinction à faire, il ne fallait pas déduire la nécessité de rechercher avec ardeur le type vénérien, la forme modèle qui exige absolument le mercure comme spécifique, et ne saurait guérir sans lui. Quant au caractère distinctif, qu'il croit avoir assigné le premier aux ulcères syphilitiques, consistant en une base endurcie, en des bords calleux et taillés à pic, s'il eût mieux connu ce qui avait été écrit avant lui, il aurait trouvé la désignation d'un caractère à très peu de chose près semblable dans Jean de Vigo, qui dit (liv. 5, chap. I) : « Ce qui paraît dis- » tinguer les nouveaux ulcères syphilitiques de ceux » connus anciennement, *ce sont la dureté et la cal-* » *losité des bords.* »

Quelques années après la publication du Traité de Hunter, Cluttemburk publia sous ce titre : *Remarques sur quelques opinions de John Hunter, relativement aux maladies vénériennes*, quelques observations qui tendaient à prouver que la guérison d'une maladie, sans mercure, n'est pas une preuve que cette maladie n'est pas syphilitique ; ce qui détruisait l'opinion de Hunter ; mais ce petit ouvrage passa trop inaperçu.

Cependant Abernethy se chargea de développer le germe que renfermait l'ouvrage de Hunter, et il chercha à faire, sous le nom de *pseudo-syphilis*, la part de tout ce qui n'était pas véritablement syphilitique. Mais cet auteur n'a rien ajouté à la solution de la question, qu'un plus grand embarras peut-être. Il est inutile que je rapporte les diverses observations qu'il cite, pour étayer sa distinction. Ces observations ne prouvent qu'une chose, savoir que, vénériennes ou non, toutes les affections des parties génitales, suivies même de symptômes consécutifs, peuvent guérir sans mercure ; mais elles ne prouvent pas qu'il y ait une syphilis et une pseudo-syphilis. Abernetty dit que ce qui distingue la première de la seconde de ces affections, c'est que les symptômes constitutionnels de la première sont progressifs et jamais ne disparaissent, à moins qu'on n'emploie des remèdes; et plus loin il dit à peu près le contraire, en ces termes : « Plusieurs » ulcères, résultat du concours sexuel, viennent » sur les parties génitales, infectant ensuite l'éco- » nomie, et produisent des symptômes consécutifs, » sans être d'origine vénérienne. » Or il n'établit pas, et il ne pourrait pas établir, si ces symptômes consécutifs, abandonnés à eux-mêmes, guériraient sans laisser l'économie exposée à leur retour. Il déclare ensuite appeler syphilis cette maladie qui parut au siége de Naples; mais quelle était précisément cette maladie, et quelle différence constante, essentielle, fondamentale, y a-t-il entre cette maladie et la pseudo-syphilis? C'est certainement ce qu'il ne dit pas, au milieu de toutes les subtilités de ses distinctions. Enfin, pour achever de caractériser l'incertitude, le vague et le décousu des opinions d'Abernetty, je citerai les paroles suivantes (Observations on Discases ressembling syphilis, pag. 44.) : « La maladie feinte, ou la pseudo-sy- » philis, ressemble en apparence si fort à la syphi- » lis, que l'observation, même la plus fine, ne » saurait être capable de se prononcer sur sa na- » ture. » On peut évidemment conclure, après tout cela, qu'Abernetty n'a absolument rien fait pour la question de séparation qu'il se proposait de résoudre.

Evans vint, dans un petit ouvrage, se mêler dans la discussion, avec l'idée de plusieurs espèces de maladies vénériennes. Il cherche à tracer le tableau des ulcères qui ne doivent point être regardés comme appartenant à la primitive affection syphilitique. « Le caractère qui les distingue, dit-il, c'est » que, indépendamment de ce qu'ils n'offrent pas » les caractères essentiels diagnostiques de cette ma- » ladie, ils ne requièrent pas le mercure. » Voilà certainement un caractère qui n'en est pas un, car les deux bases sont deux hypothèses, regardées même à peu près comme telles par ceux qui les ont imaginées.

Evans, se tenant toujours dans cette division, considère d'abord celles de ces affections non dues au concours sexuel, phlegmon, anthrax, tubercules chroniques, qui toutes peuvent, dans leur état d'ulcération, donner lieu à des erreurs; et puis celles qui sont dues au concours sexuel, excoriation, érysipèle. Mais il est évident que ces dernières peuvent survenir hors de l'union des sexes. « Ces » affections, ajoute-t-il, ne sont pas syphilitiques, » parce qu'elles ne conduisent pas à des symptômes » consécutifs. » Sans doute il est utile de distinguer le phlegmon, l'anthrax, l'érysipèle, etc., des affections survenues après un coït infectant; mais ce n'est guère éclairer la question de la syphilis, que de distinguer cette dernière en *venerola vulgaris*, *venerola superficialis*, *venerola indurata*, avec des variétés, sans compter, ce qui est peut-être plus raisonnable, l'assignation de quatre degrés à la marche des ulcères, savoir : la pustule, l'ulcération, la végétation ou granulation, et la dépression ou cicatrice.

Cependant arrivèrent les guerres d'Espagne et de Portugal, qui permirent à des chirurgiens et médecins anglais de se livrer, relativement aux effets des divers traitemens, à des recherches dont le retentissement fut grand dans le monde médical, et après lesquelles on ne devait guère s'attendre à l'esprit des traités sur les maladies vénériennes, publiés depuis lors en Angleterre, ni à la méthode fixe actuelle de traitement dans les hôpitaux de Londres.

Fergusson publia un rapport de ce qu'il avait vu en Portugal, dans un mémoire inséré dans le quatrième volume des *Transactions médico-chirurgicales*. On distingue dans ce Mémoire quelques aperçus très vrais, une assez juste part faite à l'influence des différences de lieux, de climats, de tempéramens, d'habitudes, etc., sur la marche de la maladie vénérienne, et, de plus, cette idée certainement bien fondée, que les symptômes de la syphilis ont pu s'exaspérer, dans certains pays, à certaines époques, pour offrir ensuite un plus grand caractère de bénignité, et que, dans la suite des temps, comme cela est arrivé et arrive encore pour d'autres maladies, ils pourront de nouveau s'exaspérer, pour se radoucir encore. D'autres médecins ou chirurgiens, parmi lesquels il faut compter Guthrie, Rose, etc., s'occupèrent, avec beaucoup de zèle, de ce sujet et appelèrent l'attention sur les effets du traitement comparatif avec mercure et sans mercure. L'application des mêmes vues s'étendit aux armées d'Angleterre sur le continent et en Amérique; des encouragemens donnés par l'inspection générale du département médical de l'armée, des recherches et des efforts des chirurgiens militaires résulta cette masse de faits dont les conclusions maintenant connues de tout le monde doivent cependant être rappelées ici : 1° Tous les ulcères des parties génitales peuvent être guéris sans mercure. La fréquence des rechutes, avec symptômes consécutifs, est plus grande après le traitement sans mercure ; car elle est dans le rapport de 1 à 12 à peu près dans ce dernier cas, et de 1 à 70 ou 75 dans le traitement avec mercure. 3° *Presque* (nearly) toutes les formes des symptômes syphilitiques secondaires sont curables, sans mercure. 4° Après le traitement sans mercure, les symptômes, dans les rechutes, sont peu intenses et ne consistent guère qu'en ulcérations sur diverses parties, notamment au gosier. 5° Le temps exigé pour guérir, sans mercure, les ulcères primitifs n'est pas plus long, *en général*, qu'en employant le mercure ; mais les cicatrices des ulcères restent souvent faibles, se rouvrent, se referment et se rouvrent encore.

Ces résultats s'accordent à peu de choses près avec ceux que proclamaient en même temps Hennen et Thomson d'Édimbourg, qui, depuis 1816, n'a cessé de traiter les symptômes primitifs et secondaires sans mercure. « J'ai vu, dit-il, avec un traitement » antiphlogistique, la position horizontale et de » douces applications, disparaître les symptômes » aussi vite qu'avec les traitemens mercuriels. Sur » cent cinquante-cinq malades traités de cette ma- » nière, il y a eu quatorze cas de symptômes

» consécutifs, mais pas de nodus ni d'os malade. »

Cette favorable direction donnée ainsi, pendant plusieurs années, aux esprits, vers des considérations d'une utilité pratique, aurait dû guérir les auteurs anglais de cette manie de rechercher le virus, son origine, les divers aspects qu'on lui prêtait, et surtout de cette manie plus funeste encore de classer, ordonner, diviser et subdiviser à l'infini des formes dont l'examen minutieux fait déjà depuis longtemps, n'avait pu conduire à aucun résultat utile et définitif; mais, loin de là, ils se sont livrés, avec une nouvelle ardeur, à ce genre de travail, et ils en sont arrivés à ce point que, pour eux-mêmes, comme pour leurs lecteurs, la question est devenue plus embrouillée que jamais.

Carmichaël avait déja émis, en 1814, la singulière prétention de trouver une série de symptômes primitifs correspondant toujours, et dans tous les cas, à une série déterminée de symptômes consécutifs, et il avait ainsi formé quatre séries, savoir : la première, ayant pour symptôme consécutif une éruption d'un caractère papuleux, et pour symptôme primitif un simple ulcère, sans bords élevés ni endurcis, ni aucun état phagédénique, ou bien, un groupe d'excoriations sur le gland, ou bien encore une virulente gonorrhée; la seconde, ayant pour forme secondaire des pustules, et pour forme primitive, un ulcère d'un rouge brunâtre, peu excavé, à bords élevés et bien marqués; la troisième offrant des taches qui ressemblent moins à des pustules que l'espèce précédente, s'accompagnant fréquemment de tubercules, finissant par des ulcères couverts de croûtes, et correspondant à des ulcères phagédéniques, qui sont sa forme primitive; la quatrième, enfin, ayant pour forme secondaire une éruption squammeuse vénérienne (scaly venereal disease), forme à laquelle seule il attache le nom de vraie syphilis, parce qu'elle correspond, selon lui, à un symptôme primitif qui est le chancre vénérien de Hunter.

Cette division prétentieuse et embarrassée a de plus l'inconvénient d'être en opposition avec les faits, comme cela a été démontré dans les travaux dont je viens de parler et par tous les observateurs qui ont vu un grand nombre de malades. Elle n'offre pas même le mince avantage de faire la seule distinction un peu raisonnable que l'on puisse se permettre dans l'étude de ces affections, c'est-à-dire, la distinction faite déjà par quelques auteurs entre la gonorrhée et le chancre. Sans doute il est attrayant de pouvoir ainsi construire quatre cadres pour les formes papules, pustules, tubercules et squammes, correspondant à quatre formes d'ulcères primitifs déterminés, et de ne voir ensuite le véritable type syphilitique que dans une de ces deux formes, tandis que les autres sont attribués à d'autres espèces de virus. Mais la logique et l'observation condamnent un semblable paradoxe qui n'a d'autre effet que d'environner le problème de nouveaux nuages. Il est évident d'ailleurs que les formes papuleuses, pustuleuses, tuberculeuses, squammeuses, peuvent exister simultanément ou se succéder chez le même individu et toujours en raison de la même maladie.

Quand Carmichaël traite de l'absorption du virus, et qu'il considère ce qui se passe dans la gonorrhée, il prétend que peut-être l'absorption du virus n'a pas lieu dans ce cas, parce que l'inflammation, la suppuration, l'écoulement du mucus, sont des moyens dont la nature se sert pour lui offrir un rempart et le dissoudre. Une semblable hypothèse déjà émise antérieurement où le virus est représenté comme une couche de plâtre attendant à la surface de la muqueuse, quelquefois pendant huit à dix jours, que l'inflammation vienne lui fermer le passage, et que l'écoulement purulent ou muqueux vienne la dissoudre, une semblable hypothèse, dis-je, ne saurait être nullement d'accord avec ce que nous connaissons des lois de la vie, dans l'état sain comme dans l'état malade. Carmichaël n'a peut-être rien écrit de plus raisonnable, dans tout son livre, que cette phrase (an essay on venereal disease, 2e éd. 1825) : « Le mercure, je le crois, » quand il est appliqué d'une manière convenable, » prudente et appropriée à chaque cas, se montre un » remède très utile, mais c'est simplement à titre » d'auxiliaire et non de véritable spécifique. »

Peu de temps après la seconde édition de Carmichaël, parut l'ouvrage de John Bacot (a treatise on syphilis, 1829), auteur à qui on ne peut pas reprocher de manquer d'érudition. Il se livre d'abord à des recherches, à des considérations historiques sur tout ce qu'ont écrit les anciens, relativement aux maladies des parties génitales plus ou moins semblables à la syphilis, relativement à l'origine et à l'apparition de cette dernière, à l'usage et aux abus du mercure, etc. Toutes choses qui avaient déjà été publiés en grande partie par plusieurs auteurs et surtout par le savant et laborieux Astruc. En vérité, un auteur qui se propose d'écrire sur la syphilis devrait se dispenser désormais de répéter jusqu'à satiété ce qui n'a jamais rien prouvé et ne prouvera jamais rien, sur le point de la question le plus important à connaître. Il faut savoir gré à Bacot d'avoir résumé d'une manière lucide la masse des observations recueillies par les médecins anglais, soit dans les armées, soit dans les hôpitaux. Il passe ensuite en revue la plupart des auteurs qui ont écrit avant lui et il n'est pas toujours juste, dans la répartition du blâme ou de l'éloge, comme, par exemple, quand il trouve ingénieuse l'explication de Carmichaël que j'ai citée, relativement à la dilution du virus vénérien à la surface de la muqueuse urétrale. Après avoir discuté les opinions, sur la nature des différentes espèces de gonorrhée, il convient qu'aucun symptôme local ne peut nous faire distinguer les gonorrhées les unes des autres (page 101). « Tout ce qu'on peut dire, ajoute-t-il, » c'est qu'il est possible, dans certaines occa-» sions, de prononcer si une gonorrhée n'est pas » vénérienne. Par exemple, si un écoulement est » venu peu d'heures, dans les premières vingt-» quatre heures après le coït, s'il a continué plu-» sieurs jours sans symptômes inflammatoires, si

» le malade a contracté l'écoulement, après un » excès avec les femmes, etc., si l'écoulement dis» paraît dans peu de jours, il est probable qu'il » n'est pas vénérien. » Tout cela, comme l'on voit, n'a rien de clair ni de concluant. Bacot établit qu'il n'y a qu'un seul virus vénérien (one venereal poison only) et que les variétés de formes dépendent des tempéramens, de l'âge, du traitement, de l'état et du dégré du virus lui-même, et de circonstances inconnues. « La syphilis, dit-il (page 80), » est un poison ou virus *sui generis*, affectant la » race humaine et sujet à des lois qui diffèrent » matériellement, à plusieurs égards, de celles qui » régissent les autres poisons morbifiques, et dans » ces différences, la moindre n'est pas de pouvoir se » communiquer un nombre indéterminé de fois.» Bacot se pose ces trois questions : 1° Est-il possible, par l'apparence et les progrès des ulcères des parties génitales, d'affirmer ou non s'ils proviennent d'une connexion impure (impure connexion)? 2° Les solutions de continuité de la surface des parties génitales, non produites par la connexion sexuelle, sont-elles suivies de symptômes constitutionnels offrant un caractère particulier? 3° Les ulcères reconnus pour être le résultat d'une impure connexion, sont-ils régulièrement et invariablement suivis d'un appareil de symptômes constitutionnels, ayant un rapport déterminé avec cette forme d'ulcération? Il ne résout certainement aucune de ces questions d'une manière satisfaisante, ou plutôt ces questions sont insolubles, avec toutes les données puisées dans les précédens auteurs et avec celles qu'il présente lui-même. On pourrait même lui faire, à juste titre, le reproche qu'il adresse à Carmichaël d'avoir embrouillé le sujet. Il considère ensuite et tour-à-tour les gonorrhées, les ulcères, le bubon, etc.; il fait observer, relativement à la gonorrhée, qu'elle peut quelquefois, mais rarement, donner lieu à des symptômes consécutifs constitutionnels, et que d'ailleurs il n'est pas étonnant qu'elle ne soit pas constamment suivie de ce genre de symptômes, puisque cela arrive également pour les autres symptômes primitifs reconnus syphilitiques. Il y a, dans toutes les discussions de cette espèce, une équivoque continuelle sur les mots *syphilitique* et *non syphilitique*, qui ne permettront guère jamais de s'entendre, tant qu'on posera la question en termes si peu clairs. Il a mis quelques bonnes idées dans ce qui regarde le traitement, et il blâme avec raison le sens trop vague et presque insignifiant, chez beaucoup d'auteurs anglais, de cette expression, resserrement spasmodique (spasmodic stricture) de l'urètre, dans lequel il ne voit lui très souvent qu'un engorgement, un épaississement de la membrane muqueuse. Arrivé aux ulcères, il partage tous les erremens des auteurs qu'il a critiqués, et les surpasse même. Ainsi il établit plusieurs espèces d'ulcères, l'ulcère grangréneux, l'ulcère avec escarre (sloughing ulcer), et c'est à celui-là qu'il semble attribuer le vrai type syphilitique; l'ulcère phadégénique, l'ulcère aphteux, l'ulcère élevé du prépuce, lesquels ont ensuite leurs variétés, etc., et en s'efforçant de donner leur synonymie, relativement aux expressions employées par Carmichaël, Evans, il achève de rendre ce tableau inintelligible. N'est-il pas étonnant de voir Bacot, après avoir affirmé que toutes les différences de forme ne tenaient qu'à des différences de circonstances individuelles, hygiéniques, accidentelles, etc., attacher, malgré cela, tant d'importance à l'examen de leur distinction minutieuse et à leur classification. Au reste l'incertitude de ses principes, de ses croyances, de sa confiance dans la valeur des caractères qu'il assigne aux diverses affections, est tout aussi manifeste, tout aussi saillante que chez les autres auteurs. Ainsi il dit (page 226) : « Il est impossible de distinguer si une » éruption est syphilitique ou ne l'est pas. Un œil » exercé pourra seul *souvent* découvrir la nature » du mal. » Ailleurs, tout en affirmant qu'il est possible que des chancres existant au fond du vagin et même sur le col de la matrice, expliquent comment des femmes, avec l'apparence d'aucun mal, ont communiqué des ulcères aux hommes avec qui elles ont cohabité, il fait très expressément remarquer que, si ces femmes présentaient une gonorrhée, celle-ci ayant pu déterminer elle-même les chancres, il est inutile de pousser plus loin les recherches. C'est absolument, comme l'on voit, mettre en principe ce qui est en question. Je finis ce que j'ai à dire sur Bacot, en remarquant qu'il se prononce pour l'infection syphilitique du sang, la communication de la syphilis de la nourrice à l'enfant et de l'enfant à la nourrice, et en citant son opinion, relativement au mercure, qu'il exprime en ces termes : « Dans la très grande majorité des cas, le mercure est notre ancre maîtresse (sheet anchor). »

Nous voici maintenant arrivés au dernier des auteurs anglais qui aient écrit un traité *ex professo* sur la syphilis. Cet auteur est Wallace, chirurgien d'un hôpital, à Dublin (a treatise on the venereal disease and its varieties, par William Wallace, chirurgien de l'hôpital des maladies vénériennes et des maladies cutanées, à Dublin, 1833). Il serait difficile de faire un ouvrage aussi extraordinaire que celui-là, et je crois que si l'on avait voulu travailler à rendre la question tout-à-fait incompréhensible, on n'aurait pu mieux réussir. On en jugera par la très courte analyse que je vais en présenter, et encore il faut remarquer que l'auteur n'a fait paraître que le premier volume où sont étudiés seulement tous les phénomènes primitifs de la syphilis. Il a promis un cahier de planches pour expliquer le problème de sa classification, et un second volume où seront considérés les symptômes consécutifs ou secondaires de la syphilis. Un bon conseil à lui donner serait de garder l'un et l'autre; la science n'y perdrait rien. Je puis affirmer qu'il faut vraiment du courage pour parcourir attentivement plus de quatre cents pages dont un grand nombre est presque apocalyptique, et je ne sais pas s'il y a beaucoup d'Anglais qui se sont donné la peine de le lire. Il est bon de remarquer que cet ouvrage, à son apparition, fut porté aux nues, par la *Lancette médicale* anglaise.

Wallace dit d'abord (page 5) : « Quoique les » symptômes des maladies vénériennes soient nom- » breux, variés et compliqués, leurs caractères » sont, sur la totalité, suffisamment spécifiques et » déterminés, quand nous prenons en considéra- » tion leur série et leur ordre, pour nous rendre » capables de les distinguer avec exactitude de tou- » tes les autres maladies. Il sera démontré que la » relation et la réciproque dépendance qui règnent » parmi leurs variétés et leurs combinaisons sont » suffisamment évidentes pour justifier la présomp- » tion qu'elles peuvent avoir une cause commune, » laquelle est uniforme, dans son mode général » d'action. » Je ferai remarquer que je traduis ici, comme partout, aussi littéralement que possible, pour ne rien ôter à la pensée des auteurs. Plus loin Wallace ajoute (page 10) : « On doit admettre » que quand les surfaces des organes génitaux sont » irritées par des causes mécaniques ou par des sé- » crétions qui ne renferment aucun virus spécifi- » que, certains écoulemens ou certaines ulcérations » peuvent survenir et n'être distingués que *sans* » *une grande difficulté*, des effets supposés du virus » vénérien, et, *peut-être, dans quelques occasions,* » *il n'existe pas de caractère reconnaissable pour* » *nous*, à l'aide duquel nous puissions établir un » diagnostic différentiel bien clair des effets du vi- » rus vénérien et de ceux de l'irritation ordinaire. » C'est probablement à une imparfaite connais-

» sance des signes de chaque maladie qu'est due » cette impossibilité. Aussi faut-il s'appliquer à po- » ser des distinctions de plus en plus exactes. » Et enfin il dit encore un peu plus loin : « Que des af- » fections de la peau, des os, et des divers autres tis- » sus ayant une apparente ressemblance avec quel- » ques-uns des symptômes de la syphilis, puissent » résulter de l'irritation ordinaire ou de certains » états de santé dérangée, dans des constitutions » particulières, c'est un fait avec lequel nous sommes » familiers ; mais de telles maladies sont *totalement* » (totally) différentes, si on les examine dans » leurs caractères, des effets du virus vénérien. »

En résumant ce langage et ces citations que j'ai été forcé de faire aussi longues, c'est absolument comme si nous disions : J'affirme que ceci est différent de cela ; car quoique cela ressemble *beaucoup* à ceci ; que, dans quelques occasions, on ne puisse les distinguer l'un de l'autre qu'avec *une grande difficulté ;* que, dans d'autres, il n'existe *aucun caractère reconnaissable* pour nous d'après lequel nous puissions les distinguer, en bien examinant cependant, il sera possible, *dans tous les cas*, de faire cette distinction. Il faut pour cela établir un bon diagnostic différentiel, créer des classes, des ordres, des variétés et des sous-variétés.

Et en effet, c'est là la pensée fondamentale de Wallace, c'est là le canevas sur lequel il a brodé ses quatre cents pages. Il se hâte ensuite d'établir qu'il y a une cause spécifique, un virus ; et de plus, pour établir aussi qu'il n'y a qu'un seul virus produisant divers effets, il s'étaie d'un raisonnement employé déjà par plusieurs auteurs précédens, notamment par Bacot, raisonnement sur lequel il est utile de fixer un instant l'attention, parce que, quoique adopté et répété par beaucoup d'autres médecins, il est fondé sur une comparaison manquant de justesse. C'est en comparant les divers effets produits par la syphilis aux variétés de la variole et du vaccin, qu'ils prétendent légitimer l'opinion de l'existence d'un seul virus vénérien. Mais la comparaison n'est juste ici que sous le point de vue de la contagion; sous tous les autres rapports, elle est fausse. Quand on veut fonder la possibilité ou la démonstration que tous les aspects, extrêmement variés des maladies dites syphilitiques, sont dûs à une seule et même cause, sur cette considération que le virus variolique et le virus vaccin, quoique ne formant chacun qu'une seule et même cause, peuvent cependant offrir des différences et des variétés d'aspect, n'est-on pas grandement en dehors des faits et de l'observation? N'y a-t-il pas en effet immensément loin de la constance, de la régularité du type qu'offrent la variole et la vaccine, dans leur développement, aux différences tranchées et multipliées que présentent presque toujours les premières maladies? Dix médecins, dans la grande majorité des cas, seront d'accord, en présence d'une éruption cutanée, pour déterminer si elle est ou non la variole ou le vaccin; et deux médecins, dans le même nombre de cas, seront rarement d'accord pour décider, par l'aspect, si une autre éruption qu'ils ont sous les yeux est ou non syphilitique. On ne doit donc pas s'autoriser de cette comparaison, pour affirmer qu'une seule cause, un seul virus peut donner lieu à toutes ces variétés de forme et de physionomie que l'on a groupées sous le nom de maladies vénériennes. Je ferai remarquer encore que Wallace, en se fondant sur les faits cités par quelques auteurs et sur ses propres expériences, regarde comme certain, comme une vérité démontrée, que la gonorrhée peut indifféremment produire une gonorrhée ou un chancre et réciproquement. J'ai déjà dit que cette question n'est pas bien clairement jugée, et, sans me prononcer ici ni pour ni contre, j'ajoute que nous n'avons pas assez de faits positifs pour la juger. La seule pierre de touche, pour reconnaître la valeur de toutes ces affirmations, c'est l'examen exact et complet de tous les points des parties génitales, examen qui, chez la femme, peut avoir lieu dans toutes les profondeurs avec le spéculum, et qui n'est pas aussi complètement possible chez l'homme. Lors donc qu'il se présente des faits d'après lesquels une femme, avec une simple gonorrhée, a communiqué un chancre à un homme, il faut d'abord examiner attentivement, avec le spéculum, les parties génitales de la femme, et puis reconnaître si l'ulcère ou le chancre de l'homme est, non pas ce qu'on appelle vaguement syphilitique, c'est-à-dire, ayant telle ou telle forme, avec tel ou tel symptôme consécutif ou concomitant; mais s'il est contagieux, car c'est là le véritable point de la question. Encore faut-il que l'on aït pu s'assurer exactement de l'état de l'homme affecté de l'ulcère, avant le coït, ou que l'on puisse compter positivement sur sa véracité et sa bonne foi. Malheureusement, dans toutes ces questions de vérification, relativement à la nature, au point de départ, à la marche, au mode de propagation des maladies syphilitiques, il y a toujours une complication fâcheuse d'éventualités tenant à l'intérêt, à la crainte, à la pudeur et aux diverses passions des individus qui sont mis en scène.

En revenant à Wallace, et en passant sur une foule de propositions inutiles, insignifiantes, contradictoires ou fausses, je m'arrêterai seulement sur sa théorie bien singulière du *slough* (escarre, mortification), et de l'ulcération en général. « Depuis Hunter, dit-il, on attribuait l'ulcération à » l'action des absorbans; mais ce n'est pas ainsi » que cela a lieu. Il y a deux temps dans le procédé » de la nature, l'un dans lequel il y a conversion » de la couche qui doit être expulsée en une nou- » velle substance (temps de destruction), l'autre » dans lequel cette nouvelle substance est expul- » sée (temps de restauration ou de réparation). » Mais dans la simple ulcération, cette couche est » mince, liquide, et se trouve expulsée en même » temps avec les liquides exhalés, sécrétés, tandis » que dans le *slough* (l'escarre), il y a une couche » épaisse et solide de tissus mortifiés. On dira » peut-être qu'on ne voit pas toujours cette couche

» dans la simple ulcération, mais on n'a qu'à » prendre un bon microscope, et l'on apercevra » toujours une couche plus ou moins épaisse, » demi-transparente, etc., que l'on peut même » distinguer de la couche de lymphe couvrant » l'ulcère, lorsque le temps de la restauration » commence. » Wallace ajoute ensuite que, tant que cette couche liquide ou solide existe, le virus vénérien en dépôt dans l'ulcère ne peut être absorbé, et il tire de là cette conséquence pratique, que si l'on peut, par quelque moyen, détruire la qualité virulente d'un ulcère, avant que le procédé, le temps (stage) de l'ulcération ait cessé complètement dans tous les points de l'ulcère, l'infection du système sera empêchée.

Certainement on ne peut rien voir de plus original, et presque de plus burlesque, que ce plancher de *slough* séparant le virus de la surface de la plaie, de manière que le virus se trouve ainsi en réserve, dans l'impossibilité de nuire, jusqu'à ce que le plancher étant rejeté par le procédé de granulation ou de restauration, il puisse s'insinuer dans l'économie et produire l'infection générale.

Enfin, pour ne pas fatiguer inutilement le lecteur par l'exposition et le développement du plan bizarre d'un auteur qu'il a déjà pu juger par ce qui précède, je me contenterai de donner, en très peu de mots, les principaux traits de sa classification des ulcères syphilitiques, sans rien dire des considérans qui la précèdent : ce n'est pas la pièce la moins curieuse de cet ouvrage.

D'abord le développement de la syphilis est ou n'est pas régulier : s'il est régulier, c'est la première grande classe, *primary syphilis*, syphilis primitive ; s'il est irrégulier, c'est la seconde grande classe, *degeneration of primary syphilis*, syphilis primitive dégénérée ou irrégulière. On me demandera peut-être ce que c'est que le développement régulier de la syphilis : voici la définition de l'auteur : « C'est un type de marche, de développe- » ment, caractérisé par une apparition uniforme » d'une certaine série d'actions destructives, ac- » compagnée ou plus tôt ou plus tard d'une série » correspondante d'actions réparatrices. » Je n'en sais pas davantage. Maintenant l'irrégularité peut avoir lieu pendant le procédé de la destruction, ou pendant le procédé de la réparation, et, dans chacun de ces procédés, elle peut avoir lieu de trois manières, ce qui constitue six ordres dans la seconde classe. Le premier de ces ordres, qui est ce que l'auteur appelle *phagedenic primary syphilis*, syphilis primitive phagédénique, constitue neuf espèces selon que le *slough* existe ou n'existe pas, est blanc ou noir, etc., etc. Il en est à-peu-près de même pour les autres ordres, et puis aussi pour le buhon.

Le lecteur aura sans doute quelque peine à concevoir qu'un semblable plan ait pu entrer dans la tête de Wallace, médecin dans un hôpital spécial d'une des capitales des îles britanniques. Quant à son traitement, le voici énoncé par lui-même : « Quoiqu'il n'y ait pas de spécificité absolue, on

» ne peut refuser au mercure un certain degré de » spécificité : les pillules bleues, le sous-muriate » et le muriate de mercure à l'intérieur, les fric- » tions mercurielles, le sulfure de mercure en fu- » migations sont les moyens que j'emploie. »

Parmi les ouvrages qu'ont encore publié les Anglais dans ces derniers temps, relativement à la syphilis considérée seulement dans certains organes déterminés, je ne prendrai que l'ouvrage de M. Lawrence sur les maladies syphilitiques de l'œil, pour en dire quelques mots [1].

Il faut avoir de bons motifs pour écrire un assez gros volume exprès sur les maladies vénériennes de l'œil. Il faut que l'on ait quelque chose de bien intéressant à dire ou sur un aspect spécial que ces maladies donneraient à l'œil, une physionomie qui permettrait aisément d'en reconnaître le caractère, ou sur la nécéssité d'avoir recours à des vues thérapeutiques particulières, et en rapport avec la cause qui a produit le mal. Or, ni l'une ni l'autre de ces conditions n'existent, de l'aveu même de l'auteur. D'abord relativement à l'ophtalmie purulente, il s'exprime ainsi : « C'est une violente in- » flammation de la membrane muqueuse de l'œil et » des paupières, suivie d'une abondante sécrétion » d'un fluide parfaitement semblable dans toutes » ses qualités sensibles à celui qui est fourni, par » le canal de l'urètre, lors de l'existence d'une go-

[1] A treatise of the venereal diseases of the eye, by William Lawrence, 1830.

» norrhée, et se trouvant dans une sorte de rap-
» port avec cette dernière maladie. » J'aurais bien voulu que M. Lawrence nous eût dit comment la parfaite similitude du fluide sécrété des deux parts est une condition que doit présenter une ophtalmie, pour être ce qu'on appelle une ophtalmie purulente. Cette identité me paraît futile et très mal fondée, car nous savons bien qu'une sécrétion gonorrhéique, capable de se transmettre par contact, peut avoir dix aspects différens, sans perdre pour cela sa qualité de fluide contagieux; qu'une sécrétion d'un certain aspect chez l'un peut bien faire naître une sécrétion d'un autre aspect chez l'autre, et qu'à plus forte raison cette différence peut se présenter, quand il s'agit des membranes muqueuses de deux organes différens dont la structure et les propriétés vitales ne sont jamais semblables. Bientôt l'auteur ajoute (page 4) : « Les symptômes locaux ne sont
» pas suffisans pour établir une distinction entre
» cette affection et l'inflammation purulente ordi-
» naire de l'espèce la plus violente; sa nature par-
» ticulière est indiquée alors seulement par les
» circonstances concomitantes, c'est-à-dire par la
» gonorrhée qui a précédé ou qui existe actuelle-
» ment. » L'auteur prouve donc lui-même mieux que personne qu'un chapitre consacré à distinguer ce qui ne saurait être distinct, perd ainsi toute sa valeur scientifique, car sous d'autres rapports, il n'apprend rien de plus que ce qui a déjà été cent fois écrit sur l'histoire symptomatologique et thérapeutique de l'ophtalmie purulente. Quant à la

question du transport du fluide de la gonorrhée par inoculation à la conjonctive et réciproquement, les faits et les opinions sur ce point semblent contradictoires, et ni les expériences de Vetch qu'il cite, ni ses raisonnemens, n'éclaircissent davantage cette question ; ou plutôt, disons que toutes ces circonstances ne sauraient embrouiller une question très simple par elle-même. En effet, que le fluide d'une gonorrhée, capable de déterminer par communication une autre gonorrhée, puisse, chez le même individu ou chez un autre, étant en contact avec la conjonctive, causer une ophtalmie, il n'y a rien là d'extraordinaire et qui ne soit d'accord avec les lois connues de la vie. Que, dans quelques cas, selon les dispositions individuelles de tempérament, d'irritabilité, d'idiosynirasie, etc., l'écoulement de la conjonctive possède aussi un caractère d'acreté, et qu'il puisse à son tour, en contact avec la muqueuse de l'urètre ou d'un autre œil, produire les mêmes phénomènes de contagion sur celles-ci ; que, dans d'autres cas au contraire cela n'ait pas lieu, il n'y a encore rien là de difficile à concevoir ni à expliquer. Enfin que d'autres fois un écoulement de l'urètre existant, et la conjonctive venant tout d'un coup à s'enflammer par une cause quelconque, le premier écoulement cesse, d'après cette loi, qu'une fluxion en appelle et en absorbe souvent une autre (phénomène qui a reçu de la part de plusieurs médecins le nom de métastase), je ne vois encore rien là qui répugne ni à l'observation, ni à la marche ordinaire des phénomènes morbides. Je conclus au contraire de tout cela que la contradiction dans les faits cités par différens auteurs n'est qu'apparente, et qu'à cause des circonstances différentes sans doute au milieu desquelles ils ont été observés, ils peuvent être tous vrais, comme les opinions auxquelles ils ont donné lieu, peuvent être toutes souvent justes.

Continuant de suivre la même marche, M. Lawrence traite, dans un autre chapitre, de l'inflammation gonorrhéique des membranes fibreuses de l'œil; ici je puis lui appliquer les mêmes remarques que précédemment, et quant à la valeur de sa distinction caractérisée par l'épithète *gonorrhéique*, il se charge de la donner lui-même en ces termes : « Cette inflammation que je viens de décrire est » exactement la même que l'inflammation rhumatismale de la sclérotique et de l'iris survenant *in-* » *dépendamment de la gonorrhée.* »

Enfin, quant à l'iritis, après tout ce qui a été écrit et répété si longuement sur ce sujet, après les cent et une divisions de l'allemand Beer, qui n'a rien laissé à signaler sur les différences d'aspect, de forme, de couleur, etc., qu'offre la membrane iris dans ses maladies, comment, sous prétexte que la syphilis est une cause produisant souvent l'inflammation de cette membrane, M. Lawrence a-t-il jugé convenable de développer de nouveau minutieusement ce sujet, dans un long chapitre, et tout cela, pour finir encore, comme précédemment, par reconnaître lui-même, en ces termes, l'impossibilité et d'ailleurs la complète inutilité de semblables divisions et distinctions : « Toutes les » formes (pag. 130) de l'iritis sont semblables dans » les caractères essentiels, elles ne diffèrent que » par quelques modifications du phénomène et par » les circonstances concomitantes. » Et en effet, en lisant tout ce qu'il a écrit là-dessus, l'on voit que toutes les particularités qu'il signale relativement aux formes altérées de la pupille, aux modifications de couleur verdâtre, jaunâtre, rougeâtre, etc., sont entièrement communes à toutes les iritis déterminées par les autres causes; il aurait donc suffi, dans cette circonstance, de signaler en peu de mots, la fréquence de la cause syphilitique, afin de fixer l'attention sur le degré de danger qu'il peut y avoir alors à courir, et sur les modifications particulières, s'il y en a, que doit présenter la thérapeutique de cette maladie; voilà pourquoi M. Lawrence aurait dû simplement renvoyer le petit nombre de considérations importantes qu'il y a à émettre là-dessus au traité général des maladies des yeux qu'il a publié plus tard.

Dans le traitement, M. Lawrence emploie assez largement les saignées, et quelquefois le mercure, jusqu'à déterminer une forte salivation. J'ai vu dans son hôpital des iritis qu'il a guéries avec un traitement antiphlogistique principalement et d'autres iritis qu'il prétend n'avoir pu améliorer qu'avec le mercure donné jusqu'à forte salivation. Tout cela est possible, mais ce chirurgien distingué conviendra avec moi que le mercure n'a dans ce cas rien de bien spécifique, et que tout autre remède, capable de produire une forte fluxion vers un organe plus ou moins en rapport avec l'organe malade, serait capable aussi d'exercer les mêmes effets, sans s'accompagner peut-être d'autant d'inconvéniens.

Chez une nation où l'on s'est livré à tant d'expériences pour constater les effets des divers traitemens; où tant d'ouvrages sur les maladies vénériennes, tout en embrouillant la question théorique du virus, ont cependant cherché et sont souvent parvenus à éclairer la question pratique de l'utilité du mercure, le lecteur s'attend peut-être à trouver dans les grands hôpitaux de la capitale, et surtout dans l'hôpital consacré spécialement aux maladies vénériennes, une sage application de ces résultats et de ces vues pratiques, un choix raisonné, selon les cas, d'un traitement non qualifié du titre de nécessaire ou décoré du titre de spécifique. Il est aussi porté naturellement à croire que, dans quelques-uns au moins de ces établissemens, on essaie ou on applique fréquemment le traitement antiphlogistique, comme on le voit maintenant pratiquer à peu près dans tous les grands hôpitaux de l'Europe; mais une pareille croyance serait une grande erreur. Tous les hôpitaux de Londres reçoivent des vénériens; et, dans tous, les symptômes primitifs surtout sont constamment, à très peu d'exceptions près, traités avec du mercure [1]. S'il y a çà et là, et

[1] Il n'y a qu'un hôpital à Londres, existant seulement depuis quatre ou cinq mois, où l'un des deux chirurgiens de cet établissement ne donne jamais de mercure. Ce dernier, est M. Liston,

de temps en temps quelque exception à faire, M. Lawrence est peut-être un de ceux qui y auraient le plus de part; mais en général je puis dire n'avoir vu qu'un très petit nombre d'exceptions à cette règle, après avoir assisté aux visites, pris des informations des internes (house-surgeons) et lu les registres où sont écrites les prescriptions des médecins. Aussi je déclare que j'ai vu en général des cas graves, les symptômes s'envenimant au lieu de disparaître, des ulcères syphilitiques de mauvais aspect, gangréneux, des désordres considérables, des mutilations de la face et des éruptions syphilitique de l'aspect le plus repoussant et le plus tenace. Quant aux symptômes consécutifs, ils les traitent bien également avec du mercure, mais ils emploient aussi dans ces cas l'opium, la salsepareille, l'iodine ou l'hydriodate de potasse que quelques-uns donnent à dose passable, et dont d'autres font un véritable abus; au reste, pour savoir plus positivement ce qui se pratique à Londres pour les maladies vénériennes, il n'y a qu'à jeter un coup-d'œil sur ce qui se fait plus particulièrement dans l'hôpital destiné spécialement à la syphilis, l'hôpital modèle en quelque sorte.

L'hôpital Locke ou l'hôpital des vénériens, ne renferme que quatre-vingts à quatre-vingt-dix lits; mais à cause du grand nombre des malades du dehors qui se rendent aux consultations qu'on y

auparavant chirurgien en chef de l'hôpital d'Eimbourg, où il a pris et continué ensuite d'appliquer la méthode antiphlogistique de Thomson.

donne quatre fois par semaine, il est possible d'y considérer et d'y étudier la maladie vénérienne sur une assez grande échelle. On y donne le mercure en frictions et à l'intérieur sous la forme surtout d'oxide et de calomel, dans tous les symptômes primitifs d'abord, et puis dans la très grande majorité des symptômes consécutifs, sinon toujours à titre de spécifique, à titre du moins d'apéritif, de purgatif, etc. On ne s'arrête un instant que quand il y a salivation ou qu'il survient une forte fièvre, une excitation générale très manifeste; car, quant à l'excitation particulière de la muqueuse gastrique ou gastro-intestinale, il n'en est jamais question; à moins d'avoir une fièvre violente, les malades n'y sont jamais mis à une diète complète; les mouvemens de fièvres ordinaires, les fièvres lentes tenant à diverses irritations ou inflammations chroniques ne font pas défendre aux malades le bouillon, le pain, le beurre, la viande. j'y en ai vu plusieurs dans ce cas, et notamment un homme de trente ans à peu près, qui offrait à chaque aine un large ulcère phagédénique très enflammé et très douloureux, suite d'un bubon suppuré et conduit très probablement en partie à cet état par le traitement mercuriel. Une femme de trente ans était à l'hôpital depuis un an; elle était affectée d'une éruption cutanée de forme ovale, depuis le pubis jusqu'à l'anus, embrassant les grandes lèvres et toute la surface externe des parties génitales, éruption consistant en un grand nombre de petites vésicules plus ou moins purulentes, sur un fond très rouge, très animé, avec beaucoup de cuisson et une grande douleur. On avait employé, depuis le commencement, et sans s'arrêter, et sans aucun succès, d'abord le mercure et puis l'iode, l'opium, des bains, la salsepareille, les pillules de ciguë et de jusquiame, les toniques, la pareira brava, en un mot, tour-à-tour chacun des remèdes qu'on applique avec le mercure aux affections chroniques, et on en était, quand je vis la malade, à l'usage de la kréosote. L'interne (house-surgeon) me dit qu'on ne savait plus vraiment à quel moyen avoir recours, et qu'aucun de ceux employés n'avait paru être suivi d'un favorable effet; je lui répondis qu'il y avait encore un moyen à tenter; c'était de ne rien faire du tout ou d'appliquer la diète et un sévère traitement antiphlogistique.

Je ne sais pas ce qui fut fait; mais ayant revu cette malade huit à dix jours après, je la trouvai couchée, le facies très altéré, avec une assez forte fièvre, de très grandes souffrances et un vaste ulcère à mauvais aspect qui occupait toute l'étendue de l'éruption dont j'ai parlé. Elle en était encore alors à l'usage de la pareira-brava. Je vis à l'Université de Londres, chez M. Carswell, professeur distingué d'anatomie pathologique, le frère de M. Thomson d'Édimbourg, qui était allé la veille à l'hôpital des vénériens. Il nous racontait qu'on lui avait montré deux malades en proie à cet éréthysme nerveux produit quelquefois par le mercure, auxquels cependant, sous un autre prétexte, on administrait encore de petites doses de ce métal. Un des deux médecins de cet hôpital, qui emploient d'ailleurs l'un et l'autre le même traitement, me montrait un malade présentant une vieille affection syphilitique cutanée. Il me fit bien observer que ce malade, ayant déjà été traité deux ou trois fois ailleurs par le mercure, il ne convenait plus de lui en donner, parce que, dans ces cas, l'expérience lui avait appris que ce métal était nuisible ; mais en frictions, à très petites doses, sous forme d'onguent mercuriel ou de sulfure de mercure, il présentait, selon lui, tout un autre effet. Aussi c'est de cette manière que je le lui vis ordonner et écrire lui-même sur le registre des médicamens. Ils sont tellement pénétrés de l'influence favorable du mercure, que l'interne, en me racontant l'amélioration éprouvée quelquefois par des malades, pendant les trois ou quatre premiers jours de leur séjour à l'hôpital, sans prendre aucun remède, l'attribuait à l'influence des vapeurs mercurielles répandues dans les salles, au lieu de s'en prendre plus raisonnablement au repos, à l'absence de l'humidité, du contact d'un air froid, à un régime plus sain, etc...

On y emploie bien des bains chauds ou froids, mais jamais, ou presque jamais, de bains ou douches de vapeur émollientes ou médicamenteuses. Il est remarquable qu'on y fait usage, depuis de longues années, de l'application des vésicatoires sur les bubons indolens, même quand ils sont dans un commencement de ramollissement et de suppuration intérieure. Ils pansent ensuite la plaie du vésicatoire avec de l'onguent cérat. Le traitement de toutes les affections chroniques a pour base le calomel et les toniques. Pour les gonorrhées chez l'homme, on emploie en général le poivre cubèbe, le copahu et les tisanes émollientes ou diurétiques, en y joignant quelquefois les injections astringentes. Mais c'est surtout le poivre cubèbe qui constitue le fond de ce traitement, et on le donne, dès les premiers jours, à assez forte dose, même dans les cas où il y a irritation très marquée du canal de l'urètre. Pour les gonorrhées des femmes, on n'emploie guère de traitement interne, et on se borne à des injections astringentes avec les solutions des sels de zinc, de plomb, de cuivre, le sublimé corrosif, etc. On n'y fait jamais usage du spéculum, sous prétexte que les femmes n'en voudraient pas : comme si des femmes publiques, qui se laissent minutieusement examiner, à l'œil et au doigt, les parties génitales, pouvaient refuser l'usage d'un instrument dont l'application bien faite ne saurait être ni plus douloureuse pour leur vagin, ni plus effrayante pour leur pudeur que l'introduction du doigt dans ces parties. Aussi doit-il leur arriver souvent de renvoyer des malades qu'ils croient guéries, et qui ne le sont pas. Cette circonstance, jointe à la manière générale de traiter les maladies vénériennes et à l'absence complète de ce moyen de salubrité publique si indispensable, la visite sanitaire des prostituées, fait réellement de Londres la ville du monde dans laquelle on voit le plus d'affections syphilitiques faire d'affreux ravages, surtout dans la population du bas étage, laisser ensuite des traces ineffaçables, altérer fondamentalement les constitutions, et produire, chez beaucoup d'enfans de cette classe, diverses maladies qu'on attribue quelquefois mal à propos aux scrophules ou à d'autres causes.

C'est vraiment pitié que de voir, dans certains quartiers de la ville, errer des filles publiques au visage semé de diverses éruptions syphilitiques, aux yeux rouges et purulens, à la physionomie et à la démarche qui accusent les progrès du mal, en constituant ainsi comme autant de sources permanentes et indestructibles d'un poison qui infecte précisément la partie de la population la moins capable de se soigner et de se faire guérir.

Maintenant que j'ai exposé le tableau des questions agitées chez les auteurs anglais, à différentes époques, sur la syphilis, le résultat de leurs travaux et la pratique médicale la plus généralement suivie dans les hôpitaux de Londres, relativement au traitement de cette maladie; maintenant, dis-je, en jetant un coup-d'œil sur le résumé de tout ce qui a été fait et écrit, dans les autres parties de l'Europe, sur le même sujet, résumé très bien présenté tout récemment dans une brochure de M. Devergie, accompagnant sa publication de la *Clinique de la maladie syphilitique*, si je m'adresse les deux questions suivantes :

1° Que savons-nous de positif relativement au virus syphilitique, s'il en existe un?

2° Que savons-nous de positif sur le meilleur mode de traitement des maladies syphilitiques ? Je pourrais répondre en ces termes :

1° Il est évident que, depuis quelque temps surtout, les opinions extrêmes, l'une qui ne voulait ni virus, ni rien de spécifique dans la syphilis, l'autre qui voulait constamment un virus, se font des concessions mutuelles. Les partisans de la première opinion accordent un principe contagieux; mais ils prétendent que, dans le traitement de cette maladie, on n'aurait dû jamais s'occuper auparavant, on ne devrait jamais s'occuper aujourd'hui du principe contagieux lui-même, pas plus qu'on ne s'est, par exemple, occupé et qu'on ne s'occupe encore du principe contagieux variolique, dans le traitetement de la petite vérole. Il faut prendre garde d'établir ici une comparaison qui manque de justesse. En effet, si on ne poursuit pas le virus ou le principe contagieux variolique, c'est parce que l'expérience a montré que ce principe, une fois développé, avait une marche régulière, un effet constant; qu'une fois épuisé dans le développement de ses diverses phases, il ne laissait pas l'économie exposée presque infailliblement à une foule de maux, comparables aux symptômes consécutifs de la syphilis, venant à diverses époques, quelquefois au moment le plus inattendu, fondre sur elle, la couvrir d'éruptions et de plaies, la mutiler même. Ce n'est pas certes qu'on n'ait cherché long-temps un préservatif qu'on ne cherche plus, depuis la découverte du vaccin. Mais si plus ou moins long-temps après son apparition et l'accomplissement régulier de son cours, on avait remarqué des symptômes consécutifs que l'on eût cru devoir lui rapporter, l'idée d'un virus affectant d'une manière quelconque le corps, serait venue à l'esprit tout aussi naturellement qu'est venue l'idée de virus pour la syphilis. L'on eût été bien porté alors à s'occuper d'un principe qui aurait bien certainement existé, puisque ses effets seraient presque constamment revenus. On se serait bien alors appliqué à empêcher le retour de ses effets, si cela eût été possible. On aurait donc du nécessairement s'occuper du principe en s'occupant de ses effets, car c'est au fond la même chose. Empêcher, prévenir le retour des effets, c'est neutraliser, tuer le principe, contagion, poison, virus, etc., comme on voudra l'appeler. On ne peut donc pas faire, sous ce rapport, un argument, de la comparaison de la petite vérole avec la syphilis, contre ceux qui se sont livrés à des recherches sur ce principe, cette cause syphilitique, laquelle existait bien certainement à leurs yeux, quelle que fut sa nature, puisqu'elle pouvait, dix, vingt fois représenter ses effets. S'il y a eu une erreur, dans l'histoire de la syphilis, ce n'est pas précisément dans l'ardeur avec laquelle on a poursuivi l'idée d'un remède capable de neutraliser un principe dont l'existence paraissait alors manifeste, un remède pouvant mériter par conséquent jusqu'à un certain point le nom de spécifique, mais c'est dans l'application qu'on a faite de cette idée et de ce nom au mercure.

Il est certain qu'en admettant simplement un principe contagieux, on expliquerait, ou on pourrait expliquer, comme on a déjà tenté de le faire, une partie des phénomènes de la syphilis. Ainsi on dirait que le fluide contagieux, provenant de l'action morbide d'un tissu, mis en contact avec un autre tissu, solliciterait chez celui-ci une action semblable dont le résultat serait le même principe contagieux capable à son tour de donner lieu aux mêmes phénomènes, etc.; que les symptômes offerts, en même temps ou presque en même temps, par les parties sur lesquelles le virus n'a pas été immédiatement déposé, sont des phénomènes de sympathie; que les symptômes dits consécutifs, constitutionnels, etc., ne sont encore que l'effet des sympathies ou de la tendance très grande de la part de la nature à répéter ce genre de phénomènes morbides, de même qu'on la voit, par exemple, répéter beaucoup plus facilement et plus fréquemment l'ensemble des symptômes de la fièvre intermittente ou du rhumatisme articulaire que les symptômes de beaucoup d'autres maladies. On pourrait enfin expliquer encore de la même manière ces faits d'individus qui, avec des symptômes seulement consécutifs, des ulcères, par exemple, et plus ou moins éloignés de l'époque où existaient les symptômes primitifs, ont communiqué la syphilis à d'autres individus. Mais tous les faits sont-ils là, ou en existe-t-il d'autres qui ne peuvent se ranger sous cette hypothèse? Par exemple, peut-on répondre catégoriquement et d'une manière positive aux questions suivantes :

1° Existe-t-il des faits, oui ou non, attestant qu'un individu, après avoir communiqué avec une femme syphilitique, sans avoir offert d'abord aucun symptôme visible sur les points mis en contact avec les parties viciées de la femme, ait eu, un temps plus ou moins long après cette communication, des symptômes consécutifs ou constitutionnels, que l'on puisse rapporter à la syphilis, prouvant par conséquent par là qu'il y a eu absorption, introduction dans le corps du principe contagieux, et par conséquent aussi infection de l'économie, quelles que soient les circonstances, les conditions, humorales ou non, constituant cette infection!

2° Existe-t-il des faits oui ou non, attestant qu'un individu, ayant eu la syphilis autrefois, mais n'ayant dans ce moment aucun symptôme apparent, ait pu, dans l'acte du coït ou par les sueurs seulement, communiquer cette maladie à une femme?

3° Existe-t-il des faits, oui ou non, attestant qu'une nourrice, ayant eu autrefois la syphilis, mais n'offrant, dans ce moment, aucun symptôme local, capable de transmettre la contagion, ait communiqué, par son lait, cette maladie à un enfant qu'elle nourrit, qui lui-même, quand elle l'a pris, était exempt de tout mal syphilitique, héréditaire on non héréditaire; et réciproquement cela a-t-il été constaté de l'enfant à la nourrice, dans des conditions analogues?

Il est évident que si à l'une de ces trois questions et j'aurais pu encore en ajouter d'autres, on peut, d'une manière certaine et précise, répondre par l'affirmative, la question du virus est résolue, et un virus capable de produire l'infection existe. Car l'hypothèse du principe contagieux seulement ne saurait, avec toutes les conditions possibles de tendance à la répétition, de sympathie, etc., expliquer, en aucune manière, ces phénomènes. Or, un seul fait de cette espèce *bien démontré*, suffirait pour détruire la valeur de l'hypothèse du principe seulement contagieux, lors même que celui-ci semblerait expliquer heureusement mille autres faits. Et en cela, je trouve que la dernière conclusion que M. Devergie fait sortir de sa discussion et de ses recherches, dans sa brochure citée (p. 30), tend à détruire le principe qu'il veut établir; cette conclusion est exprimée en ces termes : « 7° Il est » *extrêmement rare* de rencontrer une diathèse sy- » philique dans laquelle toute l'économie souffre » des désordres produits par le principe conta- » gieux, et par conséquent l'hérédité syphilitique » doit être rangée dans l'histoire des *cas rares*. » Or ici ces cas rares, s'ils existent, ne sont pas une exception qui confirme la règle, mais une exception qui la détruit.

Malheureusement la démonstration des faits qui font l'objet des trois questions précédentes n'est pas facile, et sur ce point, comme sur plusieurs autres points de la science médicale, des solutions contraires ont été données par des hommes d'un égal mérite. Les conditions rigoureuses en effet pour que ces démonstrations soient valables, sont très difficiles à réunir, si toutefois cela n'est pas tout-à-fait impossible. Car d'abord, pour la première question et le premier fait, on pourrait dire : Donnez-moi un homme que je puisse bien examiner, avant qu'il ne communique avec la femme syphilitique; prouvez-moi qu'il n'a jamais eu auparavant la syphilis; que je puisse savoir aussi si la femme n'a pas elle-même d'autres symptômes, ulcères, etc., ailleurs que dans les parties génitales, symptômes qui pourraient alors expliquer naturellement les phénomènes survenus chez l'homme ailleurs que dans les parties de la génération, sans être obligé d'avoir recours à l'hypothèse de l'absorption et de l'introduction d'un virus dans l'économie. Accordez-moi également que je puisse examiner l'homme après le coït, et ne pas le perdre de vue jusqu'à ce que les symptômes consécutifs en question se présentent. Enfin démontrez-moi que ces symptômes sont réellement syphilitiques, du moins dans le sens raisonnable que l'on peut donner à ce mot et dont j'ai déjà parlé, car l'expérience nous montre quelquefois des symptômes ressemblant à la syphilis, sans appartenir cependant à cette maladie.

Remarquez que je n'exagère rien, car les adversaires du virus peuvent vous faire et vous feront infailliblement toutes ces objections. Or, de ces conditions quelques-unes peuvent être satisfaites; ainsi l'examen de l'homme et de la femme est possible, et vous pouvez à la rigueur ne pas perdre l'homme de vue jusqu'à l'apparition des symptômes constitutionnels ou consécutifs; mais êtes-vous sûr que cet homme n'a jamais eu la syphilis? Il peut être porté par mille motifs à mentir, ou il peut avoir eu de légers symptômes primitifs autrefois qui n'auraient pas fixé suffisamment son attention, et qui se seraient guéris spontanément, ce qui ne détruit pas la possibilité de leur retour. Dans les deux cas, vous vous tromperez. J'ai déjà dit que toutes les éventualités des passions humaines viennent se jeter à travers les élémens déjà assez compliqués du problème, et le rendent souvent tout-à-fait insoluble. Quant à la certitude du vrai caractère des symptômes, c'est là l'écueil éternel où vous attendent les adroits adversaires du virus, et, soit avec une dispute de mots, soit avec une dispute de choses, on vous mettra dans la presque impossibilité de rien démontrer.

Pour la seconde question une complication et un imbroglio à-peu-près semblables se présentent; et, de quelque côté que vous vous tourniez, vous n'en trouverez pas moins vos adversaires sur un terrain avantageux.

Pour la troisième question, c'est encore pire; car il faut connaître l'histoire et la vie du père, de la mère et de la nourrice, les avoir examinés tous les trois, ainsi que l'enfant, et ne point perdre de vue, pendant long-temps, ni l'enfant ni la nourrice.

Dans tout ce que je viens de dire, j'ai eu l'air de me placer dans le rang des adversaires du virus; mais j'avoue franchement que je serais plutôt disposé à me mettre dans les rangs opposés. Je me fonderais pour cela sur des faits dont j'ai été moi-même témoin, mais auxquels les adversaires du virus répondraient aussi peut-être, comme précédemment, par une fin de non recevoir. J'aime mieux attendre encore pour me décider, tout en reconnaissant qu'il paraît y avoir plus de probabilités en faveur de l'existence que contre l'existence d'un virus vénérien.

Au reste, heureusement la question la plus importante pour nous n'est pas là dans ce moment : elle est tout entière dans la thérapeutique de la syphilis, et c'est là précisément la seconde question que je m'étais posée. Or, sous ce rapport, tous les amis de l'humanité doivent se réjouir de voir les médecins, dans un grand nombre de pays, se rapprocher, se trouver presque d'accord et dire avec M. Devergie, qu'il faut généralement traiter tous les symptômes de la syphilis par des moyens antiphlogistiques, mais que le mercure aussi doit être regardé comme un moyen pouvant avoir, selon les cas, son degré d'utilité. Espérons que nos confrères des hôpitaux de Londres finiront par se mettre d'accord avec nous sur ce point; mais cela n'arrivera probablement que, quand une heureuse révolution dans les esprits, dans le système d'enseignement et dans les institutions médicales à

Londres, auront permis aux hommes de mérite, qui ne manquent pas dans cette capitale, de fonder un bon système de physiologie pathologique sur des bases plus solides et plus rationnelles que celles dont est étayé, dans ce moment, leur édifice médical.

NOTE.

Cette brochure était sous presse, lorsqu'a paru une seconde édition singulièrement modifiée du traité de M. Rayer sur les maladies de la peau. Cet auteur, dans une petite note de sa préface, prétend que je n'ai pas rendu justice à la classification de Willan, tout en reconnaissant que j'ai eu grandement raison d'appeler l'attention principalement sur les considérations médicales. Je me réjouis de voir que M. Rayer paraît maintenant y ajouter lui-même tout une autre importance, et qu'il tient, dans cette préface, relativement à Lorry, un langage entièrement opposé à celui qu'il tenait auparavant. Cet heureux changement me fait espérer que M. Rayer, persévérant dans la même voie, reconnaîtra plus tard le besoin de remplacer, par un simple, court et philosophique abrégé, le luxe et l'immensité de ses laborieuses investigations.

Paris, imprimerie de Ducessois, quai des Augustins, 55.